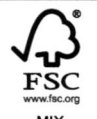

Christine Kretschmann

Ergotherapeutin

Meine Muskeln sind an Allem schuld!?

Ein Buch voller erprobter Techniken für ein schmerzfreieres Leben und zur Linderung von körperlichen Beschwerden

1. Auflage Oktober 2024

Covergestaltung: Jonas, Christine, Reiner und Phillip Kretschmann sowie Svenja Conrad.
Satz und Gestaltung: Christine und Reiner Kretschmann
Fotos: Jonas Kretschmann (JonKay Photography)
Modell der Fotos: Heike Bengsch
Bilder gezeichnet von: Christine Kretschmann
Verlag: BoD · Books on Demand GmbH, In de Tarpen 42,
22848 Norderstedt
Druck: Libri Plureos GmbH, Friedensallee 273, 22763 Hamburg

ISBN 978-3-7693-1912-5

Dieses Buch ist allen Menschen mit
Schmerzen und Beeinträchtigungen in den
orthopädischen und neurologischen Bereichen,
sowie chronischen Erkrankungen, gewidmet.

INHALTSVERZEICHNIS

1   Vorwort 9

2   Aufbau dieses Buches 10

3   DANKE 11

4   Hinweise zur Benutzung dieses Buches 12

5   Meine Erfahrungen 13

    5.1   Einige Gedanken über unser Gesundheitssystem 13

    5.2   Gedanken an alle Therapeuten 14

    5.3   Gedanken an alle Ärzte 15

    5.4   Wünsche an das Gesundheitssystem 19

6   Meine Vision 20

7   Meine Thesen 21

8   Gedanken an alle Erziehungsberechtigte 22

9   Über mich 26

    9.1   Die früheren „Deutschen Werte" 27

10   Ihr Kind kann manche Buchstaben / Worte nicht richtig aussprechen?. 30

    10.1   Krabbeln und Zungenmotorik 30

11   Die Auswirkungen Ihres Trinkverhaltens auf Ihren Körper 33

12   Gangschulung / aufrechtes Gehen erlangen 35

    12.1   Durchführung einer Körperwahrnehmung 35

    12.2   Durchführung der Gangschulung / Auswirkungen der Bauchmuskelspannung auf Ihr Gangbild 37

    12.3   Zusammenfassung 39

13   Unser Schmerzgedächtnis 42

14   Dehnung der Muskulatur 44

Orthopädische Erkrankungen **47**

15 Kopfschmerzen / Migräne 47

15.1 Dehnübungen der Nackenmuskulatur bei vorhandenen Schädigungen im Halswirbelsäulenbereich 49

15.2 Dehnübungen für die Muskulatur im Halswirbelsäulenbereich ohne Schädigungen in dieser Körperregion 50

16 Schmerzen im Schulter-Nackenbereich 52

16.1 Dehnübungen der Muskeln im Schulter-Nackenbereich bei bereits vorhandenen Schädigungen im / am Hals 52

16.2 Dehnübungen ohne Schädigungen im Halsbereich 54

16.3 Dehnung der Schulter-Nackenmuskulatur mit und ohne Schädigungen im oder am Halsbereich 56

17 Mobilisierung der Schulterblätter 59

18 Schmerzen / Arthrose in den Schultergelenken 61

18.1 Aufgerichtetes Sitzen und Arme heben 63

18.2 Bewegungseinschränkungen / Arthrose in der Schulter durch Bewegungsmangel oder durch Tragen einer Orthese 64

18.3 Bewegungseinschränkungen / Arthrose durch Überanstrengung, einer Schulterverletzung oder einem neuen Schultergelenk 65

19 Nächtliche Schmerzen in den Schultergelenken 66

20 Schmerzen in den Fingergelenken (Polyneuropathie / Arthrose / Rheuma) 70

20.1 Dehnübungen für die Finger-Beuge-Muskulatur 75

20.2 Dehnübungen für die Finger-Streck-Muskulatur 77

21 Der Tennisarm / Tennisellenbogen 81

22 Der Golferarm / Golferellenbogen 82

23 Unsere Wirbelsäule 84

23.1 Schmerzen in der Lendenwirbelsäule (Bandscheibenvorfall / Bandscheibenvorwölbung) 86

23.2 Durch den Ischias-Nerv ausgelöste Schmerzen 90

24   Schmerzen / Arthrose im Hüftgelenk 93

25   Unser Schmerzgedächtnis und Gehen an Unterarmgehstützen. 94

26   Knie- oder Hüft-Totalendoprothese................................... 96

    26.1   Welche Stimulationen benötigt Ihr Knochen, um neues
            Knochenmaterial um Ihr künstliches Gelenk zu produzieren? 96

        26.1.1   Hilfsmittelversorgung nach einer Hüft-Totalendoprothese
                (neues künstliches Hüftgelenk) 97

        26.1.2   Gelenkschutz / Luxationsprophylaxe nach Hüft-TEP-
                Operation 98

    26.2   Schmerzen / Arthrose im Kniegelenk................................106

        26.2.1   Schmerzlinderung im Knie durch Muskeldehnungen........107

    26.3   Knieschmerzen und Wadenmuskeln................................112

27   Schmerzen / Arthrose im Fußgelenk................................. 113

    27.1   Passives Dehnen der Wadenmuskulatur 115

    27.2   Schmerzen im Fuß / auf dem Fußrücken 117

    27.3   Dehnen der lateralen Schienbeinmuskeln 117

28   Unser Schmerzgedächtnis (bei Schmerzen / Arthrose im Knie, Hüfte,
      der Lendenwirbelsäule, Finger- / Handgelenken oder in diversen
      anderen Gelenken) 119

29   Achillessehne schmerzt... 121

30   Kleinen Zeh ausgerenkt / ausgekugelt.............................. 122

31   Wie lange soll ich die Unterarmgehstützen benutzen?.................. 124

32   Knochenproduktion anregen nach einer Gelenks-Prothesen-OP.... 126

Neurologische Erkrankungen 127

33   Plastizität des Gehirns... 128

34   Vorbeugen eines Schlaganfalls wegen zu dicken Blutes............... 129

35   Schlaganfall, Hirninfarkt... 131

36   Fremd- oder Eigenstimulation der motorisch und / oder sensibel
      ausgefallenen Körperteile.. 132

37 Übungen zur besseren Wahrnehmung der beeinträchtigten Körperteile 133

38 Spiegeltherapie 137

39 Einwirkungen auf Streckspastiken nach einem Hirninfarkt............. 138

40 Taubheitsgefühle oder Kribbeln in unterschiedlichen Körperregionen... 138

41 Fallfuß nach einem Schlaganfall oder negativem neurologischen Ereignis.. 139

42 Sprachflusseinschränkungen durch fehlende Mund- und Zungenmotorik 140

  42.1 Zungenmotorik durch Handstimulation verbessern.................141

43 Multiple Sklerose (MS) 143

44 Kognitives Bewegungstraining....................................... 146

  44.1 SOWI-Therapie (nach Sonja Wierk) 146

45 Morbus Parkinson 148

46 Akupunktur / Akupunkt-Massage 149

47 Long Covid / Grippe 150

48 Gleichgewichts-Unsicherheiten....................................... 153

  48.1 Unsicheres Gehen / Schwindel.................................153

49 Karpaltunnel-Syndrom.. 155

50 Schnappfinger.. 157

51 Depressionen durch Schreiben am PC oder Handy-Nutzung 158

  51.1 Umprogrammieren des Gehirns bei Depressionen.................159

52 Lachyoga 160

  52.1 Was ist Lachyoga? 160

  52.2 Warum sollte Lachyoga durchgeführt werden.....................161

  52.3 Fünf Vorteile von Lachyoga......................................162

  52.4 Was passiert beim Lachen?......................................162

  52.5 Kontraindikationen beim Lachyoga...............................164

  52.6 Leichte Beschwerden nach dem Lachyoga 164

Alltagstipps **165**

53   Technik zur schnellen Beruhigung 165

54   Nächtliche Toilettengänge bei Dunkelheit und Licht 165

55   Blasenschwäche 166

56   Hustensaft einnehmen 166

57   Ohrenschmerzen 166

58   Fieber bei Kleinkindern 167

59   Obst- oder Beerenflecke auf der Kleidung 167

60   BodyTalk 168

Glossar 178

Quellenverzeichnis 180

1 Vorwort

Im Jahr 2008 habe ich meine Ausbildung zur Ergotherapeutin begonnen und seit 2011 arbeite ich im Gesundheitssystem. Mit jedem Jahr bemerkte ich zunehmend, dass im System für die Gesundheit einiges sehr ungünstig verläuft beziehungsweise oft nicht zum Wohle des Patienten ausgeübt wird.

Denn so lange der Staat im Gesundheitssystem involviert war und seine schützende Hand darübergelegt hat, war es für mich noch optimal. Denn der Staat hatte ein großes Interesse, dass jeder potentielle Berufstätige (aber auch alle anderen) wieder gesund wird, um Gehalt zu verdienen und dadurch Steuern zu zahlen. Doch das Ungünstigste, was im Gesundheitssystem passieren konnte, war die Privatisierung. Denn wenn ich ganz ketzerisch wäre, und das bin ich wirklich nicht, würde ich behaupten, dass nur noch wenige Arbeitgeber im Gesundheitssektor Interesse daran haben, dass ein Patient wirklich gesund wird. Denn dann könnte niemand weiterhin Geld an ihm verdienen!!! Ich weiß, dass ich einigen wirklich interessierten und engagierten Ärztinnen, Ärzten und Mitarbeitern im Gesundheitssystem oder auch Arbeitgebern jetzt Unrecht tue, deshalb klammere ich diese Heilenden aus.

Mir ist aufgefallen: Wenn jemand eine Diagnose wie Morbus Parkinson, MS, Polyneuropathie, Polyarthrose oder eine andere chronische Erkrankung diagnostiziert bekommen hat, wird diese ab der Diagnosestellung von vielen behandelnden Ärzten oft nur noch verwaltet. Operationen an diversen Gelenken werden zu häufig durchgeführt oder diese zu schnell durch künstliche Gelenke ersetzt. Schmerzen in sämtlichen Gelenken und in beziehungsweise an der Lendenwirbelsäule, sollten erst einmal auf klassische und konventionelle Art durch Therapeutinnen und Therapeuten behandelt werden, denn auch dafür gibt es bereits sehr gute Behandlungsmethoden. Missempfindungen wie Taubheit oder Kribbeln in einzelnen oder großflächigen Körperbereichen können teilweise auch durch geeignete Behandlungsweisen verbessert werden.

In diesem Buch habe ich viele meiner Erfahrungen und Methoden zur Verbesserung der Beeinträchtigungen in orthopädischen und neurologischen Bereichen niedergeschrieben. Denn oft sind die Muskeln in den betreffenden Körperregionen an den Symptomen durch zu geringe Aktivitäten, einseitige Beanspruchung oder Überbelastungen verantwortlich.

2 Aufbau dieses Buches

Dieses Buch ist an alle Menschen jeglichen Alters gerichtet, die unter orthopädischen oder neurologischen Beeinträchtigungen leiden. Es soll Ihnen helfen, einige muskuläre und neurologische Vorgänge in Ihrem Körper besser zu verstehen, beziehungsweise bestimmte unangenehme Bewegungen oder Wahrnehmungen sowie beginnende Schmerzen bereits im Anfangsstadium, oder auch später, eigenständig zu lindern oder auszuschalten.

Meine Ausführungen beginnen mit der Niederschrift meiner Erfahrungen und dem gesammelten Wissen über die frühkindliche Entwicklung, führen weiter mit orthopädischen Beeinträchtigungen (Schmerzen in den Gelenken) und neurologische Schädigungen inklusive Übungen zur jeweiligen Verbesserung der Symptome. Danach widme ich einige Seiten dem Lachyoga und BodyTalk Access bis hin zu weiteren Alltagstipps.

In den einzelnen Kapiteln finden Sie Zeichnungen und Bilder zu jedem der beschriebenen und möglichst auszuführenden Übungen, um diese Aktivitäten / Positionen des Körpers richtig durchzuführen und einzunehmen. Denn teilweise können diese durch Worte nicht eindeutig beschrieben werden.

Alle kursiv geschriebenen Texte sollen Sie zum Durchführen diverser Bewegungen und Wahrnehmungen einladen, um Ihren Körper besser kennen zu lernen.

Es folgen Alltagstipps, Erklärungen von medizinischen Begriffen und das Quellenverzeichnis.

3 DANKE

Bedanken möchte ich mich ganz herzlich bei meinem Mann Reiner für die Unterstützung während meiner Ausbildung zur Ergotherapeutin. Außerdem hat er mich bei der Erstellung dieses Buches in allen EDV- Belangen beraten und aktiv unterstützt.

Ferner widme ich dieses Buch meiner lieben Freundin Nicole Hofmann, die mich bereits mehrfach auf das Niederschreiben meiner Erfahrungen erinnert und gedrängt hat, sowie meiner herzensguten ehemaligen Arbeitskollegin Irena Tamindzic. Sie hat mich in einigen Belangen dieses Buches unterstützend beraten. Zusätzlich bedanke ich mich bei meinem Bruder Gerd Gläsner, meinen Freundinnen Simone Wittenberg-Sentker, Heike Bengsch (auch als Modell), Petra Behrens, Nicole Hofmann, Irena Tamindzic, meiner Cousine Bärbel Horenburg und Petra Bremer für das Durchlesen, Besprechen, Diskutieren und Verfeinern dieser Niederschrift. Für die rechtlichen und normativen Hinweise bedanke ich mich bei meinem ältesten Bruder Hans-Jürgen Gläsner.

Für das Fotografieren und Bearbeiten der Fotos, sowie für das Erarbeiten des Titelblattes sage ich meinem Sohn Jonas Kretschmann (JonKay Photography) ganz herzlichen Dank.

Ich möchte eine Praxis für alternative Behandlungsmethoden des Bewegungsapparates auf orthopädischer und neurologischer Grundlage aufbauen, damit ich, wie in diesem Buch beschrieben, arbeiten und die Menschen über die Funktionsweisen Ihres Körpers aufklären kann. Gleichzeitig möchte ich unter anderem Schmerzlinderungen bewirken und physiologisch korrekte Bewegungen wieder ermöglichen. Außerdem möchte ich gern erreichen, dass in Zukunft weniger (teilweise unnötige) Lendenwirbelsäulenoperationen durchgeführt, Schulter-, Knie- und Hüft- TEP´s (TEP = Totalendoprothese = künstliches neues Gelenk) operativ eingesetzt und gewechselt oder Operationen in diesen Körperregionen nötig werden.

4 Hinweise zur Benutzung dieses Buches

Dies ist kein evaluiertes Fachbuch, sondern beinhaltet mein angehäuftes Wissen sowie erworbene Kenntnisse und Erfahrungen aus meiner nunmehr über 13-jährigen Berufstätigkeit, während beruflichen und privaten Fortbildungen, aus gelesenen Fachbüchern und Fachzeitschriften und aus medizinischen Sendungen.

Ferner übernehme ich keine Haftung, wenn es während oder nach der Durchführung der später beschriebenen Anwendungen, zu negativen Auswirkungen oder Konsequenzen auf Ihren oder auf dem ausgeübten Körper kommen sollte.

Jede Anwenderin und jeder Anwender dieses Buches sollte ein eigenes Original vor sich liegen haben beziehungsweise in der Hand halten. Denn Sie wollen ja sicherlich immer wieder einmal darin nachschlagen. Dieses Buch beinhaltet die Niederschriften meiner Gedanken, Überlegungen und Erfahrungen. Darüber sollte sich jede Person, die den Inhalt dieses Buches während Behandlungen verwendet, im Klaren sein.

Das Vermeiden von Fachbegriffen ist mir leider nicht immer möglich.

Ich habe teilweise nicht im Gender-Modus geschrieben, sondern so, wie mir meine Gedanken eingefallen sind und ich es am besten beschreiben konnte.

5 Meine Erfahrungen

Nach einer schulischen und beruflichen Ausbildung oder einem Studium hört das Lernen nicht auf. Denn dadurch erhalten wir nur die Grundlagen für unser späteres Wirken. Das Lernen fängt jetzt erst richtig an und hört bis zum Lebensende nicht auf, egal ob als Hausfrau / Hausmann, Mutter / Vater, Oma / Opa, Arbeiter/in, Angestellte/r, Chef/in, Vorgesetzte/r, Therapeut/in, Ärztin oder Arzt.

5.1 Einige Gedanken über unser Gesundheitssystem

Ich wünsche mir im Gesundheitssystem für die Zukunft wieder eine erweiterte Sichtweise auf den menschlichen Körper. Vielleicht auch weg von dem Denken: „Das war die letzten 20 Jahre schon so und wird auch weiterhin so behandelt". Dadurch werden oft chronische Erkrankungen, meiner Meinung nach, nur noch verwaltet. Denn wir lernen fortwährend dazu und was beispielsweise früher (1960er- 1970er Jahre) galt, muss jetzt nicht schlecht sein. Noch bis in die 1970er Jahre behandelten die Hausärzte die Patienten alternativ und oft durch die Anwendung von Hausmitteln. Ich kann mich noch gut daran erinnern, dass ich bei Ohrenschmerzen einen Tropfen warmes Speiseöl in das Ohr geträufelt und mit Watte verschlossen bekam. Nach einiger Zeit wurden die Schmerzen immer weniger. Doch dann wurden durch die Pharmaindustrie immer mehr Medikamente entwickelt, die teilweise auch ihre Berechtigung in der richtigen Anwendung haben. Aber müssen zum Beispiel bei leichten Symptomen gleich „Hammermedikamente" wie Antibiotika oder andere verschrieben werden? Oftmals könnte beim Einwirken auf den Menschen auch anders vorgegangen werden. Mein Hausarzt aus meiner Kindheit kannte den menschlichen Körper noch in- und auswendig. Auch die Zusammenhänge und Ursachen vom Entstehen, sowie das Heilen von Krankheiten durch Anwendung alternativer Mittel (sogenannten Hausmitteln) waren ihm wohl bekannt. Dadurch wurden auch die Ursachen und nicht nur die Symptome behandelt.

Da fällt mir spontan die Traditionelle Chinesische Medizin ein. Dort werden Erfahrungen von über 4.500 Jahren in der Behandlung berücksichtigt. Und die neue westliche Medizin, die vermehrt auf das Verschreiben von pharmazeutischen Produkten (mit teilweise sehr intensiven negativen Nebenwirkungen) ausgelegt ist, gibt es gerade einmal etwas länger als 70 Jahre.

Noch ein Beispiel über meine Eltern und unser Gesundheitssystem. Mein Vater wurde Ende 2017 nach einem Schlaganfall pflegebedürftig und verstarb im Januar 2018. Meine Mutter wurde daraufhin immer motivations- und antriebsloser. Sie ging nicht mehr aus dem Haus und saß überwiegend in ihrem Lieblingssessel und sah fern. Wir Kinder fuhren abwechselnd bei ihr vorbei und kauften über drei Jahre für sie ein und erledigten viele Aufgaben für sie. In zwei aufeinanderfolgenden Frühherbstzeiten ging ich mit meiner Mutter zu ihrer Hausärztin. Dort bekam sie Vitamine und im Folgejahr Aufbauspritzen verschrieben. Meine Mutter musste alles selbst zahlen, aber leider trugen sie nicht zur Verbesserung ihrer Motivation und ihres Antriebes bei. Im dritten Herbst wechselte sie zu einer anderen Ärztin aus der Gemeinschaftspraxis, die ihre tägliche Medikamentenration für ihren Blutdruck leicht verringerte. Einige Tage später traf ich meine Mutter beim Einkaufen im Dorf und freute mich über ihre wiedergewonnene Mobilität. Manchmal sind weniger Medikamente eben doch etwas besser.

5.2   Gedanken an alle Therapeuten

Ich empfehle allen Therapeuten beim (Aufnahme-) Gespräch, sich die Lebens-, Berufs- und Krankheitsgeschichten durch den Patienten erzählen zu lassen. Während dieser Zeit sollte unser Gehirn auf Hochtouren laufen, um Rückschlüsse zu ziehen und zu erkennen, wie es zu den dort beschriebenen Symptomen und körperlichen Beeinträchtigungen gekommen sein könnte. Vielleicht können wir aus unserem erworbenen geistigen Fundus schöpfen und bekommen Ideen und Vorstellungen, wie wir die Patientin oder den Patienten knöchern oder weichteilmäßig am wirkungsvollsten behandeln können.

Zu Beginn jeder Therapieeinheit sollten wir den Patienten fragen, wie beispielsweise die letzten Tage oder die vergangene Woche gesundheitlich verliefen und wo sich die derzeit störenden Beeinträchtigungen befinden. Das ist „keine verlorene Therapiezeit", sondern wichtig für den Ansatz und die Durchführung der jeweiligen Therapieeinheit.

Denn, stellen wir uns vor, wir befinden uns selbst als Patient bei einer Therapeutin oder einem Therapeuten. Möchten wir nicht die für uns bestmögliche Behandlung bekommen? Wenn ja, dann gestehen wir dieses bitte auch jedem zu uns kommenden Patienten zu!

Wir Ergotherapeuten sind auch für die Teilhabe am Leben zuständig. Wenn wir nun Hausbesuche bei älteren Patienten durchführen, sollten wir die derzeit bestehenden Bedürfnisse berücksichtigen. Dann kann es zum Beispiel auch vorkommen, dass eine fast blinde Person gern einen Brief an eine ihr wichtige Person zum Geburtstag verschicken möchte und die Adresse sowie den Absender nicht mehr heraussuchen kann. Dann ist es aus meiner Sicht die Aufgabe des Therapeuten, den Brief zu beschriften und mit vorhandenen Briefmarken zu frankieren.

Außerdem sollte im Gesundheitssystem immer vorrangig im Sinne des Patienten gehandelt werden (denn das wünschen wir uns doch alle) und nicht nur im Sinne derer, die vielleicht nur an Patienten beziehungsweise uns Therapeuten verdienen wollen.

5.3   Gedanken an alle Ärzte

Ich zolle allen Ärztinnen und Ärzten meinen größten Respekt unter anderem für ihr Durchhaltevermögen während ihres langwierigen Studiums und ihrem weiteren Ausbildungsweg. Aber auch für ihr während ihrer beruflichen Tätigkeit angehäuftes enormes Wissen über den menschlichen Körper. Auch für ihre Belastungen durch die teilweise widrigen Umstände bei der Arbeit sowie der vielen Rechtfertigungen vor den Krankenkassen oder anderen Gremien.

Doch leider vermute ich, dass während ihres Ausbildungsganges immer mehr Augenmerk auf bildgebende Mittel gelegt wurde. Denn Patienten berichten mir immer häufiger, dass sie bei der Untersuchung ihrer neurologischen oder orthopädischen Beeinträchtigungen immer seltener durch Abtasten der Muskulatur und Berührungen untersucht werden.

Viele Ärzte legen zunehmend Wert auf bildgebende Mittel und Beschreibungen der Patientinnen und Patienten. Aber kann auf bildgebenden Mitteln wirklich alles erkannt werden und erwähnen die Patienten wirklich alles, was sie in ihrem Körper an der / den betreffenden Stellen empfinden und wahrnehmen? Oder beschränken sie sich nur auf die intensivsten Symptome, um den Arzt nicht noch länger aufzuhalten?

Leider kenne ich nur wenige Ärzte, die sich für die (motorischen und neurologischen Funktionsweisen und die) Auswirkungen der gesamten Muskulatur auf den menschlichen Körper interessieren, begeistern und eventuell spezialisiert haben. Und wenn, arbeiten diese Ärzte beispielsweise überwiegend als Sportmediziner bei bekannten Fußballvereinen oder für Sportler, die auf Landes-, Bundes-, beziehungsweise internationaler Ebene tätig sind. Diese Sportmediziner bekommen „Otto Normalverbraucher" aber selten für einen Termin zur Behandlung von Bewegungseinschränkungen beziehungsweise der betreffenden verhärteten Muskulatur oder Schmerzen zu sehen. Oder die Ärzte sind so gefragt, dass man teilweise Monate auf einen Termin warten muss.

Doch an dieser Stelle möchte ich einen Arzt erwähnen, den ich bewundere und von dem ich bereits einige Beiträge in den Visite-Sendungen auf N3 gesehen habe. Er heißt PD Dr. med. Christian Sturm und ist Facharzt für Orthopädie und Unfallchirurg, Facharzt für Physikalische und Rehabilitative Medizin. Er besitzt die Zusatzbezeichnungen: Spezielle Schmerztherapie, Sportmedizin und Prüfarzt in klinischen Studien. Über seine Erfahrungen und sein Wissen gibt es auch einige Beiträge im Internet. In denen werden viele wichtige Informationen erwähnt, wie zum Beispiel über Schmerzen im Hüftgelenk oder Lendenwirbelsäulenbereich, die bis in das Bein oder noch tiefer ziehen. Dort wird auch oft beschrieben, was dagegen unternommen werden kann. Die Beeinträchtigungen müssen nämlich nicht immer operativ, sondern können auch sehr oft konservativ behoben werden.

Mir kommen dabei so einige Gedanken:

Vielleicht haben kleinere Verhärtungen in der Muskulatur oder intensiv verhärtete Muskeln Auswirkungen:

- auf angrenzende Gelenke,

- auf eine verminderte Beweglichkeit,

- auf das Entstehen von Schmerzen,

- auf Kribbeln oder Taubheitsgefühle in kleinen oder größeren Körperregionen

- oder auf die herabgesetzte Leitgeschwindigkeit von Nervenbahnen?

Ein Beispiel zu Schmerzen in den Fingern beim Bewegen: Könnte es bei aktivem und / oder monotonem Einsatz der Hände zum Greifen, Festhalten von Gegenständen oder Personen bei unterschiedlichen Aktivitäten zu verhärteten oder verkürzten Muskeln kommen? Verhärtungen in den Muskeln lassen diese und betroffene Gelenke nicht mehr physiologisch korrekt arbeiten. Und könnten verhärtete Muskeln in den Unterarmen beispielsweise die Gelenkschmerzen in den Fingern bewirken?

Könnten diese Schmerzen teilweise als Rheuma, Polyneuropathie, Arthrose oder ähnliches bezeichnet werden, weil der behandelnde Arzt sich überwiegend auf bildgebende Mittel verlässt, die auf Verhärtungen in den Muskeln nicht programmiert sind und dadurch keine andere Begründung für die Symptome findet? Oder könnte durch verhärtete Muskulatur die Leitgeschwindigkeit der Nerven herabgesetzt werden, weil diese Muskeln betreffende Nerven komprimieren? Denn jeder Muskel erhält über einen Nerv vom Gehirn seine Befehle.

Kann es sein, wenn eine Person die Diagnose Morbus Parkinson, Multiple Sklerose, Rheuma, Arthrose, Polyneuropathie erhält oder eine andere chronische Erkrankung diagnostiziert bekommt, dass diese betreffenden Symptome ab dem Zeitpunkt der Diagnosestellung vielleicht nur noch verwaltet werden? Durch Patienten wurde mir überwiegend berichtet, sie würden ab der Diagnosestellung einer der oben genannten Erkrankungen quartalsweise von den behandelnden Fachärzten einbestellt. Dann würden sie gefragt werden, ob sich in den letzten Monaten etwas verändert habe. Wenn sich nichts verändert hatte, bekamen sie die Auskunft, alle Medikamente wie bisher weiter einzunehmen und in drei Monaten wieder vorstellig zu werden. Sie waren oft nur wenige Minuten im Behandlungszimmer.

Da fällt mir ein Bericht ein, den ich vor Jahren gesehen habe und nur kurz mit meinen Worten wiedergeben möchte. Da stand ein Professor im Hörsaal vor den Medizinstudenten und projizierte ein Bild einer menschlichen Wirbelsäule an die Wand. Sofort ging ein Raunen durch den Hörsaal, denn die Wirbelsäule wies einige massive Bandscheibenvorfälle, -vorwölbungen sowie seitliche Wirbelkörperverformungen auf. Auf die Fragen des Professors, wie diese Person wohl in den Raum kommen würde, ob gehend oder im Rollstuhl sitzend, tippten die meisten Studenten auf den Rollstuhl. Da sagte der Professor: Diese Wirbelsäule gehört mir. Bitte beachten Sie für die Zukunft. Verlassen Sie sich bitte niemals nur auf bildgebende Mittel oder sonstige Messmethoden, denn es sitzt immer noch ein Mensch vor ihnen.

Es sollte sich jeder Arzt, ob Orthopäde und Neurologe, der Patienten mit Bewegungseinschränkungen und / oder Schmerzen behandelt, für den gesamten Patienten und seine Muskulatur interessieren und begeistern. Dabei

sind auch alle seine individuellen Bewegungen und Belastungen zu berücksichtigen. Denn jeder Muskel beziehungsweise dessen Sehne führt über
mindestens ein Gelenk. Können durch das Anschwellen eines Muskels Bewegungen gemindert oder Blutgefäße, Nerven und Lymphbahnen komprimiert werden?

So frage ich mich:

- Was war zuerst vorhanden? Ein Muskel, der durch Überbelastung
  oder einseitige Aktivitäten Verhärtungen entwickelt hat und so unphysiologisch auf ein Gelenk einwirkt? Oder hat ein abgenutztes
  Gelenk unphysiologische Bewegungen durchgeführt und dadurch
  die Muskulatur einseitig belastet und verhärtet?
- Wodurch entstehen Schmerzen beispielsweise im Kniegelenk?
  Können verhärtete oder verkürzte Muskeln im Ober- beziehungsweise Unterschenkel dafür verantwortlich sein?
- Woher kommt eine Taubheit oder Kribbeln in manchen Körperregionen? Wird ein Nerv oder Blutgefäß von anliegenden verhärteten
  Muskeln zusammengedrückt und entstehen dadurch Irritationen
  (Taubheit, Kribbeln) in einem danach folgenden Körperbereich?
- Warum schwellen Hände oder Füße an? Kann es sein, dass ver-
  härtete Muskeln auf Lymphbahnen drücken und dadurch Lymph-
  flüssigkeit nicht mehr abfließen und abtransportiert werden kann?

Die Beantwortung dieser Fragen kann zu einer erfolgreichen konserva-
tiven Behandlung führen und dadurch eine Operation vermeiden.

5.4 Wünsche an das Gesundheitssystem

Hier wünsche ich mir, dass neugierige Fachärzte (-anwärter) meine vorstehend beschriebenen Gedanken und nachfolgende Beiträge / Niederschriften untersuchen und auch gern eine Doktorarbeit darüber verfassen. Denn leider nur, wenn etwas valide, reliabel, evaluiert, fachlich beweisbar beziehungsweise auf die gleiche Art und Weise nachvollziehbar und reproduzierbar ist, wird es in Deutschland Anwendung und Anerkennung finden.

Ich hoffe, dass die Aufmerksamkeit im Gesundheitssystem bald wieder mehr auf Prävention, sowie der Fokus in den Behandlungen in jeglicher Hinsicht auf die Heilung (und nicht auf die Beseitigung von Symptomen) gelegt wird.

Ferner wünsche ich mir, dass auch meine Bitten an die Ärzte und Therapeuten für alle im Gesundheitssystem tätige Personen, Firmen, Medizinischen Dienste der Krankenkassen und Krankenhäuser sowie allen Krankenkassen gelten.

Wir alle arbeiten mit empfindsamen Menschen und nicht mit toten Maschinen oder Gegenständen. Und stellen Sie sich immer die Frage: Wie möchte ich jetzt, beziehungsweise wenn ich älter geworden bin, behandelt werden? Sollte sich der Arzt (stellvertretend für alle im Gesundheitswesen arbeitende Person) Zeit für mich nehmen? Dann sollte das Gesundheitssystem reformiert werden. Wenn ein (Fach-) Arzt alle möglichen Parameter bei einer orthopädischen oder neurologischen Erkrankung berücksichtigt, ist er seinen Verdienst wert.

6 Meine Vision

Mein Wunsch ist es, ein Kompetenzzentrum aufzubauen, in dem ich (beziehungsweise Arbeitskollegen) Schulungen halte/n, um Menschen Informationen über den Aufbau und die Wirkungs- sowie Arbeitsweise ihres Körpers zu geben. Ferner möchte ich erläutern, wie ich die Zusammenhänge zwischen beruflich einzunehmenden Körperhaltungen, Aktivitäten in der Freizeit, privaten Tätigkeiten und daraus resultierenden zunehmenden Bewegungseinschränkungen beziehungsweise zunehmenden Schmerzen sehe. Aber auch, warum Bewegungen noch schwieriger gelingen, die wegen Schmerzen in einem oder mehreren Gelenken schon lange nicht mehr so gut und intensiv wie früher durchgeführt werden können.

Zur Abhilfe dieser Beschwerden möchte ich die Menschen auf ihre persönliche und individuelle Weise behandeln, um Bewegungen und Aktivitäten wieder leichter und schmerzfreier durchführen zu können.

Außerdem möchte ich den Menschen Übungen, Bewegungen sowie Dehnübungen zur Verbesserung ihrer Beeinträchtigungen, Bewegungen und Verringerung der Schmerzen erklären, zeigen und selber erfahren lassen.

Mein großer Traum ist es, ein Gesundheitszentrum zu schaffen beziehungsweise dabei mitzuwirken, in dem die Menschen und Patienten als Individuen in allen Facetten wahrgenommen und nach ihren Bedürfnissen behandelt werden.

7 Meine Thesen

Über jedes Gelenk führt mindestens ein Muskel oder eine Sehne die zwei Knochen mit einem Muskel verbindet. Nach meinen Erfahrungen sind oft verhärtete Muskeln die Auslöser von Gelenk- oder Sehnenschmerzen.

Nervenbahnen und Blutgefäße befinden sich oft dicht an Muskeln oder führen sogar durch sie hindurch. Wenn sich nun Verhärtungen in einem Muskel bilden, kommt es zeitweise zu Nervenschmerzen oder Durchblutungsstörungen, die Taubheit oder kribbelnde Stellen im Körper zur Folge haben.

Bei einigen neurologischen Erkrankungen (beispielsweise MS, Morbus Parkinson, GBS, Schlaganfall) hat meiner Meinung nach das Gehirn die „Landkarte" einzelner Körperbereiche oder des ganzen Körpers vergessen oder abgeschwächt. Diese „Landkarte" kann dem Gehirn, durch gezieltes Setzen von Reizen mittels Stimulation der einzelnen Körperbereiche wieder bewusst gemacht werden (wenn die Erkrankung noch nicht zu weit fortgeschritten ist oder bereits das Endstadium erreicht hat).

8   Gedanken an alle Erziehungsberechtigte

Liebe Erziehungsberechtigte, wie der Name schon sagt, sind Sie berechtigt, Ihre Kinder zu erziehen. Eigentlich müssten Sie Erziehungsverpflichtete genannt werden, denn Sie sind verpflichtet, Ihren Kindern Überlebenstechniken, sowie Werte und Normen mit auf den Lebensweg zu geben, damit sie ein Gespür dafür erhalten, wie man die Herausforderungen, die das Leben an sie stellt, gemeistert bekommen.

Im Unterricht zur Psychologie wurde mir erst bewusst, dass bereits während der Entwicklung eines Babys im Uterus die werdende Mutter und der werdende Vater Gedanken und Vorstellungen entwickelt können, wie das zukünftige Baby einmal werden sollte. Das bedeutet: Soll es ein Junge oder Mädchen werden? Soll es gehorchen oder darf es eine individuelle Persönlichkeit werden / sein? Bei einem Mädchen: Wie soll sie aussehen und sich verhalten / entwickeln? Wenn ein Junge gewünscht wird: Wie soll er aussehen und sich verhalten beziehungsweise entwickeln? Welche Haarfarbe oder Frisur soll das Kind später haben? Soll es einmal die Haupt-, Realschule oder sogar ein Gymnasium besuchen? Vielleicht haben Sie auch schon eine spätere Berufsvorstellung und persönlichen Werdegang Ihres im Bauch heranwachsenden Sprösslings vor Ihrem geistigen Auge? Aber haben Sie sich schon einmal gefragt, was geschieht, wenn Ihr Kind Ihren Vorstellungen nicht entspricht? Haben beide Elternteile die gleichen Vorstellungen der kindlichen Entwicklung oder weichen diese voneinander ab? Eigentlich hat Ihr heranwachsender Fötus jetzt schon verloren. Leider! Ihr späteres Baby kann Sie nur enttäuschen oder seine Persönlichkeit könnte gebrochen werden. Es kennt ihrer beider Vorstellungen und Erwartungen an sich nicht. Sie Fragen sich bestimmt auch: Wir Frauen tragen die Embryos neun Kalendermonate beziehungsweise 40 Wochen zur Entwicklung in uns und nachdem es geboren wurde, kann dieses Baby die ersten Monate nur schlafen, schreien, trinken und seine Verdauungssekrete in die Windeln entladen. Jedes Tier kommt mit Überlebenspraktiken auf die Welt, warum unsere Kinder nicht? Das ist ganz einfach. Wenn unsere Kinder auch überwiegend selbständig und überlebensfähig geboren werden sollen, müssten sie wesentlich länger ausgetragen werden. Leider wäre der Kopf dann so riesig groß, dass er nicht durch den Geburtskanal passen würde und das Baby nicht auf normalem Wege geboren werden könnte. Vielleicht würde es noch nicht einmal in eine Gebärmutter passen? Also hat die Natur es so eingerichtet, dass unsere Kinder sehr lange durch elterliches Wissen und Erfahrungen, sowie liebevollen Umgang die Werte und Normen und den Unterschied zwischen

„Mein" und „Dein" beigebracht bekommen. Aber auch die Achtung einer anderen Person und deren Talente (musikalisch, sportlich, handwerklich begabt und anderes) sollte den Kindern vermittelt werden, und dass sich keiner über Fehler einer anderen Person lustig machen sollte. Denn vielleicht steht Ihr Kind auch einmal auf der anderen Seite und bekommt Ablehnung, Aggressionen, Gewalt oder sonst eine negative Zuwendung entgegengebracht. Und welche Eltern möchten dieses bei sich selbst oder ihrem Kind gern erleben? Bestimmt niemand!

Also: Wenn Sie nun Eltern geworden sind, bauen Sie bitte eine Beziehung zu Ihrem Baby auf. Dazu schauen Sie am besten Ihrem Baby bei so vielen Gelegenheiten wie nur möglich und vor allem beim Trinken an der Brust oder der Flaschen in die Augen. Denn durch diesen Blickkontakt wird das Bindungshormon Oxytocin bei Mutter / Vater und Baby ausgeschüttet und Sie haben später eine gute Basis und Beziehung zueinander. Bitte denken Sie nicht, das Baby ist ja eh mit dem Trinken beschäftigt und ich kann dann mal schnell einer Freundin / einem Freund oder sonst jemandem eine Nachricht auf dem Handy schreiben. Wenn sich kein oder nur wenig Oxytocin bei den Eltern und dem Baby bildet, lässt es sich später vielleicht ungern durch die Eltern trösten beziehungsweise weniger umarmen, knuddeln oder küssen. Kindererziehung ist nicht einfach, braucht Mut, Geduld, Liebe, sehr viel Verständnis, Zuwendung und Zuversicht, aber auch Durchhaltevermögen, um Grenzen zu setzen und diese auch immer wieder einzuhalten, sowie eine gehörige Portion Selbstbeherrschung und -disziplin.

Da fällt mir doch glatt ein Spruch ein, den ich vor etwa 25 Jahren einmal gelesen habe: Wenn die Kinder klein sind, hat man sie zum Fressen gern. Wenn sie in die Pubertät kommen, fragt man sich, warum man es nicht getan hat!

Apropos Pubertät. Seien Sie auch in dieser Zeit rücksichtsvoll zu Ihrem Kind. Denn, wie auch bei Ihnen damals, lösen sich sämtliche neuronalen Verbindungen im Gehirn bei Ihrem Kind. Und um sich wieder neu zu finden, benötigen diese Neuronen / Nervenenden einige Zeit beziehungsweise Jahre. Auch in dieser Zeit vergisst Ihr Kind leider viele Grenzen, Werte, Normen und einiges mehr, welche Sie ihm früher beigebracht haben. Jetzt benötigt Ihr pubertierendes Kind starke Eltern, auf die es sich verlassen kann. Eltern, die Ihre gesetzten Grenzen aus der Kinderzeit nun dem heranwachsenden Jugendlichen dauernd und beständig wiederholen. Sie dürfen ab und zu schimpfen, aber nicht zu oft. Denken Sie bitte an Ihre Pubertät. Was haben

Sie in dieser Zeit Ihren Eltern zugemutet? Wenn Sie ein braves Kind waren, hatten Ihre Eltern Glück. Wenn Sie Ihre Eltern herausgefordert haben, wundern Sie sich bitte nicht, wenn Ihr Kind es ebenso hält. Seien Sie dann so zu Ihrem Kind, wie Sie es sich damals gern von Ihren Eltern gewünscht hätten.

Es gibt ein tolles Buch von Jan-Uwe Rogge. Es heißt: „Kinder brauchen Grenzen". Dieses Setzen von Grenzen ist wichtig für die Entwicklung der Kinder. Denn dadurch lernt bereits Ihr Kleinkind mit einem „nein" der Eltern und dadurch mit einer kleinen Niederlage umzugehen. Es lernt, mit dem eventuell aufkommenden Druck im Körper durch eine Enttäuschung umzugehen und dies ist für das spätere Erwachsenenleben sehr wichtig. Auch als Erwachsene/r kann ein negatives Einwirken auf die eigene Person besser verarbeitet werden und man entwickelt vielleicht nicht so schnell eine psychische Erkrankung, wie zum Beispiel eine Depression. Denn negative Zuwendung sowie Druck und Enttäuschung kann es in einer Beziehung, im Privatleben oder auch im Beruf geben.

Wenn Sie als Eltern lieber Freundin beziehungsweise Freund zu Ihrem (Klein-) Kind sein wollen und ihr / ihm alles, was es will, erlauben und kaufen, haben Sie als Elternteil erst einmal etwas Ruhe. Aber was lernt Ihr Kind dadurch? Wird es während der Pubertät fordernd oder vielleicht sogar egoistisch sein? Wird es mit negativem Verhalten anderer Personen „klarkommen und umgehen" können? Solange Ihr Kind die Grenzen benötigt, müssen Sie leider Ihre Elternrolle einhalten. Freundin und Freund können Sie werden, wenn Ihr Kind ausgezogen ist oder eine eigene Familie gegründet hat.

Verleihen Sie Ihrem Kind Wurzeln, um bodenständig zu bleiben, aber auch Flügel, um in bestimmten Situationen und Momenten über sich hinaus zu wachen.

Ich wünsche mir, dass es in allen Schulen ein wöchentliches Unterrichtsfach über „Lebenspraktische Fähigkeiten" gibt. Während dieser Unterrichtszeit, aber auch in der familiären Gemeinschaft, sollten alle Kinder den zwischenmenschlichen Umgang in allen Facetten kennen lernen. Aber auch das Sprechen und wertschätzende Diskutieren, beispielsweise mit den späteren Partnern über die Wünsche, eventuelle abweichende Vorstellungen, die Beziehung zueinander und wie „das Eine oder Andere" verbessert / geändert werden könnte, sollten sie dabei erfahren.

Also, was lernen wir daraus? Kindererziehung und das Heranwachsen der Kinder sind nicht einfach und leicht, sondern verlangt Vieles von den Eltern. Bleiben Sie Ihrem Kind / Ihren Kindern liebevoll zugewandt. Bitte auch, wenn Ihr Kind etwas anstellt, womit Sie auf keinen Fall einverstanden sind. Denn besonders dann benötigt Ihr Kind einen starken Rückhalt und Unterstützung aus der Familie.

9 Über mich

Bedanken möchte ich mich bei meinen Eltern, dass sie mir das Leben geschenkt und den Grundstock gelegt haben, dass ich mich zu dem Menschen entwickeln konnte, der ich heute bin. Leider leben sie beide nicht mehr. Ich wurde 1962 als viertes von fünf Kindern, durch die Unterstützung der Hebamme Käthe Vogel, daheim geboren. In einem damals 3000-Seelen-Dorf bin ich behütet aufgewachsen. Meinen Realschul-Abschluss erwarb ich 1977 in einem kleinen Ort in Niedersachsen. Wir Kinder hatten in unserer Familie damals jedes ein Aufgabengebiet übertragen bekommen. Meine Aufgabe bestand darin, unsere Wäsche zu bügeln und zusammen zu legen. Das Bügeln und Zusammenfalten der Handtücher und Bekleidung gelang mir mit zunehmender Übung immer besser, denn ich konnte leider das Fühlen von Falten (auch wenn sie Lagen tiefer entstanden waren) mit meinen Fingerspitzen ertasten und kaum aushalten. So entwickelte ich Techniken, sogar Strümpfe ohne ungewollte Falten zusammenzulegen. Ich gab mir also Mühe, mit meinen sehr sensiblen Fingerspitzen (ich nannte es „Macke") zu leben.

Damals war mein Berufswunsch, Physiotherapeutin zu werden. Doch zu der Zeit gab es für diese Ausbildung in der heimischen Nähe leider nur Privatschulen, die sich in zwei, etwa 30 Kilometer (km) entfernten, Großstädten befanden. Mein Vater hat als gelernter Maurer gearbeitet. Das Schulgeld betrug damals monatlich bis zu 400 DM. Meinem Vater konnte ich zu der Zeit nicht sagen: „Gib mir mal mindestens 1/4 deines Lohnes. Ich will eine Ausbildung in einer Großstadt machen und das Geld brauche ich für die Schule (Schulgeld), Fachbücher und eventuell ein Auto beziehungsweise ein Zimmer in einer WG." Also erlernte ich einen konventionellen Beruf und wurde Bürokauffrau. Von meiner damaligen Ausbildungsvergütung von 275,- DM bekamen meine Eltern für Essen, Trinken und sonstige Aufwendungen 150,- DM, und 70,- DM kostete die Fahrkarte in die nahegelegene Stadt, um zur Arbeit zu kommen. Die restlichen 55,- DM empfand ich als puren Luxus.

1989 habe ich geheiratet und im gleichen Jahr sowie 1991 und 1993 drei wunderbare Jungs zur Welt gebracht und mich, trotz manchem Stress, an ihrem Aufwachsen erfreut. Was bis heute unverändert anhält, denn ich freue mich immer noch über sie sowie ihre Partnerinnen und inzwischen auch an unserem Enkelkind (unser Sonnenschein ist mittlerweile 4 Jahre alt).

Im Abstand von 40 Jahren wurde ich das zweite Mal eingeschult. Nämlich 1968 in der Grundschule und 2008 in der städtischen und schulgeldfreien

Herman-Nohl-Schule in Hildesheim. Dem damaligen Leiter des Ergothera-pie-Zweiges danke ich, weil er mir, trotz meiner 46 Jahre, diese Ausbildung ermöglicht hat. Meinem damaligen Lehrer, Herrn Peter Weber, bin ich sehr dankbar, dass er mir im ersten Ausbildungsjahr mehrfach zugesprochen hat durchzuhalten und nicht aufzugeben. Nach meiner Ergotherapie- Ausbildung startete ich ins Berufsleben. Schnell bemerkte ich, dass ich durch meine da-malige „Macke" auch im tiefer liegenden Muskelgewebe Verhärtungen ertas-ten kann. Nun weiß ich, wozu diese erhöhte Sensibilität in meinen Finger-spitzen hilfreich ist.

Ferner möchte ich mich bei meinen späteren Chefinnen bedanken. Von und durch sie habe ich während interner und externer Fortbildungen sehr viel lernen dürfen.

Der menschliche Körper ist für mich das Interessanteste und Spannendste überhaupt. Vor allem die Zusammenhänge und gegenseitigen (Wechsel-) Wirkungen von Muskulatur, Nerven, Gehirn und dem Bewegungsapparat.

Ich danke Gott dafür, dass ich so viel durch und über meinen eigenen Körper erfahren durfte und noch immer darf. Durch mein eigenes Erleben und das hineinhorchen in meinen Körper während (teilweise beeinträchtigten) unter-schiedlicher Bewegungen, finden meine Gedanken logische Zusammen-hänge und Erklärungen für das Entstehen und dadurch auch für das Entfer-nen von motorischen sowie sensorischen Unzulänglichkeiten und Einschränkungen.

9.1   Die früheren „Deutschen Werte"

Leider weiß ich nicht, ob es die „typisch deutschen Werte" der 1960er / 70er Jahre in der heutigen Zeit noch gibt. Es kommt mir nicht so vor. Meine Ge-neration hat noch Werte vermittelt bekommen, wie beispielsweise Pünktlich-keit, Zuverlässigkeit, Einsatzbereitschaft, den Willen zum Lernen, gute Ord-nung und Organisation, sowie das Berücksichtigen und Einhalten von Regeln. Aber auch die Achtung vor fremdem Eigentum war unter den Men-schen vorhanden. Also, dass ein fremdes Grundstück nicht betreten, ver-wüstet, geschweige denn nichts von dort entwendet oder sogar zerstört wer-den darf. Keine Wände oder fremdes Material, die einem nicht gehören, beschmutzt, zerstört oder bemalt werden. Eine andere Person sollte ange-lacht, aber niemals ausgelacht werden. Wir haben auch noch gelernt, „Bitte" und „Danke" zu sagen sowie Personen auf der Straße oder bei der Arbeit zu grüßen.

Außerdem war das schulische und berufliche Bildungsniveau in allen Bereichen recht hoch. Vielleicht sogar höher als heutzutage. Oft wurden im ersten Ausbildungsjahr berufsfremde Tätigkeiten wie Kaffee kochen, Kopien anfertigen, Botengänge durchführen u.v.m. erledigt. Was haben wir dadurch gelernt? Wir lernten unangenehme Dinge zu erledigen und mit negativen Erlebnissen umzugehen. Der Arbeitgeber beziehungsweise der Ausbildungsleiter wusste dadurch, ob ein Azubi belastbar ist oder nicht. Die deutschen Produkte hatten damals auf dem Weltmarkt einen hohen Qualitätsstandart. „Made in Germany" war bis Ende der 1990er Jahre ein Qualitätsmerkmal und die Produkte waren auf der ganzen Welt gefragt. Wie sieht es heute mit der Produktion von Qualitätsware oder -leistung aus? Wird in Deutschland überhaupt noch produziert oder ist viel ins Ausland verschoben worden?

In einer Visite-Sendung aus dem Februar 2023 wurde über Studien berichtet, dass sich Depressionen verbessern beziehungsweise abbauen würden, wenn diese Höflichkeitsformen „Bitte" und „Danke" wieder erlernt und angewendet werden. Und es sollte ein Glückstagebuch geschrieben (neudeutsch: Journaling betrieben) werden, indem man täglich drei positive Situationen oder Gegebenheiten notiert werden, die schön waren oder über die man sich gefreut hat. In den 1960er bis 1980er Jahren, war es selbstverständlich, dass bereits Kinder diese Formen der Höflichkeit angewendet haben. Vielleicht n wir heute vieles (vor allem unseren Wohlstand) allzu oft als selbstverständlich hin? Doch dieser Wohlstand muss finanziert werden. Diesen bekommen wir leider nicht geschenkt. Wir müssen uns jeden Wohlstand verdienen. Mal anders gefragt: Wenn Sie Arbeitgeber wären und die Firma leiten würden in der sie derzeit arbeiten. Würden Sie einer angestellten Person Gehalt, Lohn oder Pension zahlen, wenn Sie keine Gegenleistung erhalten? Wir bekommen aus dem Supermarkt, vom Bäcker oder dem Schlachter auch keine Ware, ohne zu bezahlen. Auch Kinder sollen dieses Prinzip so früh wie möglich erlernen.

In Deutschland gibt es zunehmend Hass, Neid und Unzufriedenheit? Verlangen wir von anderen Personen oder vom Staat, dass sie / er uns glücklich machen? Kürzlich habe ich einen Spruch gelesen: „Von jemandem erwarten, dass er mich glücklich macht, ist der beste Weg unglücklich zu werden" und: „Für schöne Erinnerungen muss ich im Vorfeld selber sorgen".

Es ist einfacher, wenn wir Menschen andere Personen oder Institutionen für unser Misslingen verantwortlich machen können. Doch ich wünsche mir, dass wir alle unser Leben, und das Leben unserer Kinder, wieder in unsere eigenen Hände nehmen. Das bedeutet: mehr Verantwortung für das eigene Tun, und unserer Kinder, übernehmen. Denn auch wir Erwachsenen können daran „wachsen".

10 Ihr Kind kann manche Buchstaben / Worte nicht richtig aussprechen?

Wenn Ihr Kind einige Buchstaben oder Wörter nicht richtig aussprechen kann, lassen Sie es bitte so oft und so lange wie möglich krabbeln und auf dem Boden spielen. Denn während des Krabbelns wird unterschiedlichster Druck auf verschiedene Areale der Handfläche ausgeübt. Diese ständig wechselnden Druckveränderungen stimulieren auch die verschiedensten Areale und Muskelanteile der Zunge.

10.1 Krabbeln und Zungenmotorik

Da fragen Sie sich bestimmt: Was hat das Krabbeln mit der Zungenmotorik, also dem Sprechen zu tun?

Sprechen Sie doch bitte selber einmal die Buchstaben P, B, T, D, K, G, S und SCH aus. Achten Sie während des Ausführens darauf, wie sich Ihre Zunge bei jedem einzelnen Buchstaben formt und wo sie sich im Mundraum befindet.

Stellen Sie sich doch bitte einmal vor einen Tisch oder knien sich auf den Boden. Legen Sie Ihre Hände flach auf den Tisch / Boden und bringen das Gewicht Ihres Oberkörpers auf die Handflächen. Wenn Sie jetzt auf Ihre Zunge achten, liegt diese entspannt im Unterkiefer.

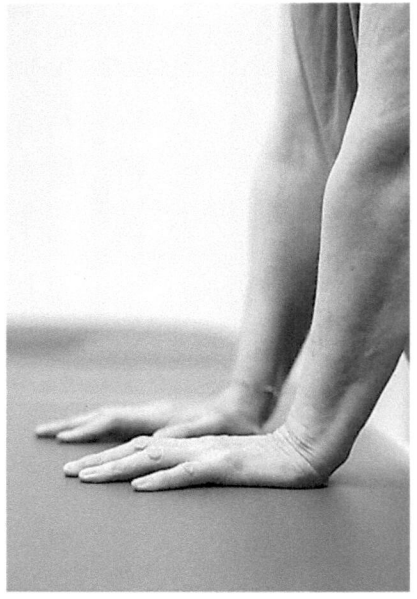

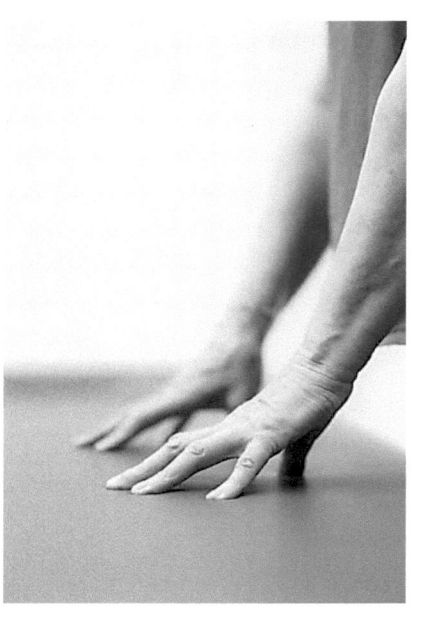

Stellen Sie Ihre Fingerspitzen auf den Tisch / Boden und drücken Ihr Gewicht des Körpers dagegen. Wo befindet sich Ihre Zungenspitze jetzt? Sie stößt nun von innen an Ihre Schneidezähne.

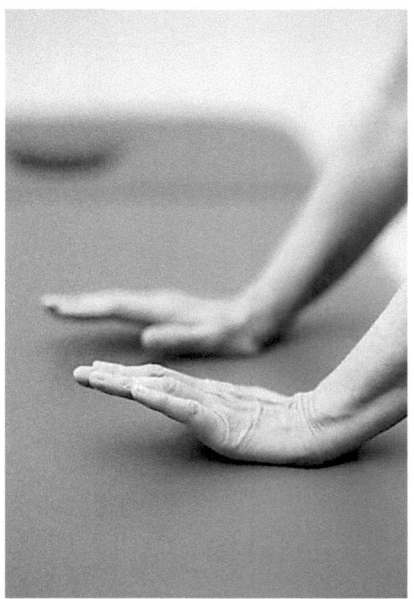

Wenn Sie Ihr Körpergewicht über die Handballen bringen, stößt der hintere Teil der Zunge gegen das hintere Oberkiefergewölbe (Gaumen).

*Bringen Sie Ihr Gewicht über Ihre Hand-
außenkanten, so formt sich Ihre Zunge
breit und die Außenkanten drücken sich
von innen an die Backenzähne.*

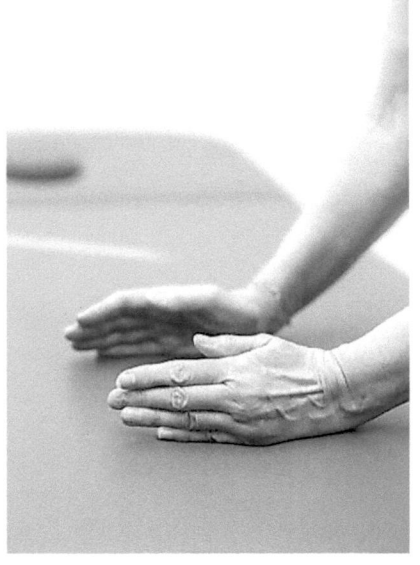

*Wenn Sie die Daumenkanten auf die Un-
terlage aufstellen und Ihr Körpergewicht
darüber bringen, drückt sich die Mitte der
Zunge an Ihren Gaumen.*

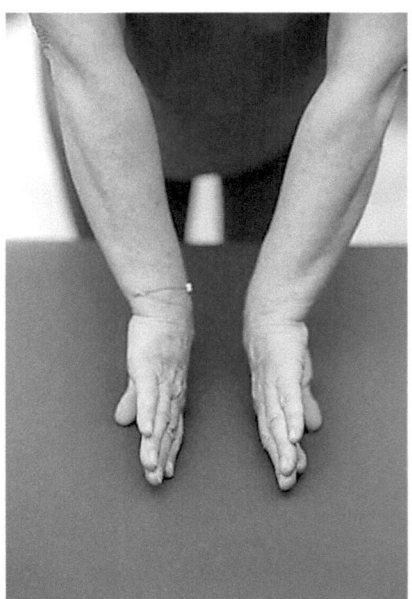

Also: Lassen Sie Ihr Kleinkind bitte so
lange wie möglich auf dem Boden krabbeln und spielen. Durch die asymmetrischen Bewegungen des Körpers entstehen intensivere Verbindung zwischen
beiden Hirnhälften und das Gehirn ver-
schaltet die Wahrnehmung und Motorik
der Hände besser mit der Wahrnehmung
und Beweglichkeit der Zunge. Das Gehirn Ihres Kindes bekommt schneller
eine „Landkarte" von den Hand- und Fin-
gerregionen sowie der Zunge. Dadurch
kann es diese Körperbereiche besser,
schneller und vor allem präziser ansteuern und bewegen.

11 Die Auswirkungen Ihres Trinkverhaltens auf Ihren Körper

Die Flüssigkeitszufuhr ist für mich ein elementares Thema. Denn der größte Anteil unseres Körpers besteht aus Wasser. Ohne Wasser kann unser Körper nicht überleben. Ohne feste Nahrung können wir mehrere Tage überstehen. Aber wenn wir zu wenig trinken (es müssen nicht immer Bier, Wein oder alkoholische Mischgetränke sein), trocknet unser Körper allmählich aus. Ich möchte Ihnen die Auswirkungen von ausreichender Flüssigkeitszufuhr, aber auch von zu wenig Flüssigkeitszufuhr, verdeutlichen.

Die Weltgesundheitsorganisation (WHO) rät, etwa 30 – 40 Milliliter (ml) Wasser je Kilogramm Körpergewicht pro Tag zu trinken. Und zwar nicht auf den Morgen und Abend, sondern über den ganzen Tag, verteilt. Dies bedeutet, durchschnittlich etwa 200 ml Flüssigkeit pro Stunde. Denn was geschieht in Ihrem Körper, wenn Sie Ihre Trinkmenge durch Wasser, Tee oder Kaffee (davon bitte nicht zu viel) stündlich in gleichbleibenden Rationen und regelmäßig zu sich nehmen? Ihr Körper bekommt pro Stunde die benötigte Menge an Flüssigkeit. Von dem Getränk geht immer etwas Flüssigkeit in Ihren Blutkreislauf. Das bedeutet, dass Blut wird flüssiger oder bleibt flüssig und kann dadurch mehr Sauerstoff aufnehmen. Dieses mit Sauerstoff angereicherte Blut kann das Herz leichter durch die Blutgefäße pumpen, um alle Organe mit ausreichend frischem Blut und Sauerstoff zu versorgen. So können beispielsweise Herz, Leber, Lunge, Magen, Bauchspeicheldrüse, Galle, Darm, Muskeln, Augen, Haut und alle anderen Organe ihre Aufgaben gut ausführen. Aber vor allem bekommt Ihr Gehirn als Schaltzentrale genügend sauerstoffangereichertes frisches Blut, um hervorragend arbeiten zu können.

Doch was geschieht in Ihrem Körper, wenn Sie durch zu weniges Trinken in einen Flüssigkeitsmangel geraten? Ihr Blut bleibt dickflüssig. Dieses dickflüssige Blut kann weniger bis kaum Sauerstoff aufnehmen und die Organe nicht mit ausreichend Sauerstoff und frischem Blut versorgen. Ihr Herz muss wesentlich intensiver pumpen, um das „dicke" Blut durch die Gefäße zu drücken. Denn stellen Sie sich einmal vor, Sie pusten durch einen Strohhalm Luft in einen Becher mit Quark. Das ist ganz schön anstrengend. Genauso, wie Sie beim Pusten übermäßig viel Kraft und Energie aufwenden müssen, geht es Ihrem Herzen. Vor allem werden die kleinen und feinen Blutgefäße in allen Organen nicht mehr ausreichend mit sauerstoffreichem und frischem Blut versorgt. Vielleicht bildet sich dadurch auch schneller eine Verstopfung

/ ein Thrombus in den Blutgefäßen, der langsam durch den Körper wandert und eventuell in der Lunge, im Herzen oder im Gehirn eine schädigende Reaktion auslöst? Oder das dickere Blut kommt erst gar nicht in diese feinen Blutgefäße, wodurch ein Organ seine „Arbeit" nicht mehr richtig durchführen kann? Beobachten Sie an sich, dass Sie so gegen Mittag müde, erschöpft und träge werden, Ihre Leistung und Motivation abfällt und / oder Sie sich am liebsten hinlegen möchten? Dann überlegen Sie bitte, ob Sie am Vormittag genug getrunken haben. Denn Sie sollten ja pro wache Stunde, je nach Körpergewicht, etwa 200 ml trinken. Wenn Sie morgens um 6 Uhr aufstehen, dann sollten Sie so gegen 12 Uhr annähernd 1,2 Liter zu sich genommen haben. Wenn nicht, holen Sie es bitte schnellstens nach und versuchen Sie in Zukunft, bereits vormittags mehr zu trinken.

Außerdem: Wenn ich abends gegen 22:30 Uhr zu Bett gehe und morgens um 6 Uhr aufstehe, habe ich 7,5 Stunden nichts getrunken. Nachts atmen und verdunsten wir bis zu 300 ml Flüssigkeit. Also habe ich mir zum Morgen bereits ein Minus erwirtschaftet. Deshalb trinke ich etwa 750 – 1000 ml Wasser und Tee in den ersten 1,5 Stunden. So helfe ich unter anderem meinem Herzen und meinem Gehirn, ausreichend mit frischem Blut und Sauerstoff versorgt zu werden, damit mein ganzer Körper mit seiner täglichen Arbeit gut beginnen kann.

Achtung: Wenn Sie herzunterstützende Medikamente einnehmen, fragen Sie bitte Ihre Ärztin oder Ihren Arzt, wie hoch Ihre tägliche Trinkmenge maximal sein darf. Teilweise dürfen Sie dann nur bis zu 1,5 Liter Flüssigkeit am Tag zu sich nehmen.

12 Gangschulung / aufrechtes Gehen erlangen

Wenn Sie aufmerksam durch Ihren Ort gehen und die Ihnen entgegenkommenden Menschen beobachten, werden Sie bemerken, dass sich immer mehr Personen ohne Körperspannung und / oder mit leicht vorgebeugtem beziehungsweise eingefallenem Oberkörper bewegen.

Deshalb möchte ich Ihnen als erstes das physiologisch aufrechte Stehen und Gehen beschreiben sowie die Durchführung dieser Technik ans Herz legen. Denn diese Körperwahrnehmung mit anschließender Gangschulung hat Auswirkungen auf über 90% aller Personen, die sie durchführen.

Sie dürfen und sollten dieses bitte während des Lesens so durchführen, wie ich es beschreibe. Es ist einfach verblüffend und ich bekomme am Ende jedes durchgeführten Gehtrainings immer wieder erstaunte und positive Rückmeldungen.

12.1 Durchführung einer Körperwahrnehmung

Diese Körperwahrnehmung ist eine Vorbereitung der anschließenden Gangschulung.

Stellen Sie sich bitte aufrecht hin, die Beine etwa hüftbreit auseinander. Ziehen Sie Ihren Bauchnabel so weit wie möglich ein. Sie bemerken, dass Sie nun wirklich schlecht atmen können. Denn Sie haben jetzt 4 Lagen Bauchmuskeln angespannt. Dazu gehören Muskeln, die vom Brustkorb nach unten zum Schambein führen, von der Bauchmitte zu den Außenseiten (das sogenannte Sixpack), sowie je eine Lage quer gestreifte Muskeln, die von der Mittellinie nach außen etwas aufwärts beziehungsweise etwas abwärts ziehen. Bitte atmen Sie wieder normal.

Ich möchte, dass Sie Ihre Bauchmuskeln anspannen und dabei immer noch gut und entspannt atmen können. Dazu brauchen Sie Ihren Bauchnabel nur etwa 0,5 cm einziehen.

Bemerkung:
Teilweise ist es schwer den Bauchnabel nur leicht einzuziehen. Wenn ich Ihnen einen Tipp geben darf. *Legen Sie eine Hand auf Ihren Bauchnabel. Nun ziehen Sie diesen nur so weit ein, dass Sie ein leichtes Zucken beziehungsweise eine kleine Druckveränderung an Ihrer Hand spüren. Das reicht nämlich. Speichern Sie diese Anspannung der Bauchmuskulatur ab, denn sie wird noch einige Male benötigt.*

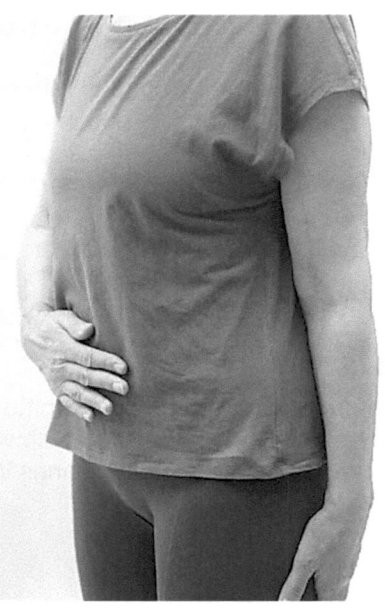

Achten Sie jetzt bitte auf Ihren Körper. Sie haben bewusst nur die Bauchmuskulatur angespannt. Aber welche Muskeln hat Ihr Gehirn angespannt, ohne dass Sie bewusst etwas dazu beitragen mussten?

Ich helfe Ihnen etwas. Die Gesäßhälften sind zusammengekniffen, Ihr Beckenboden und die Oberschenkel sind angespannt. Wenn Sie genau in Ihren Körper hinein fühlen, sind auch die Muskeln an beiden Waden, am gesamten Rücken und im Brustbereich aktiv. Alle körperstabilisierenden Muskeln wurden durch eine einsetzende Automatik angespannt.

Sie stehen also noch mit leicht angezogenem Bauchnabel da. Nun achten Sie auf Ihren Körper, wie es sich anfühlt, wenn Sie jetzt den Bauchnabel lockerlassen.

Das Gesäß rutscht abwärts und an den unteren Seiten seitlich auseinander. Die Oberschenkel geben ihre Spannung auf und die Kniescheiben rutschen nach unten. Der Oberkörper sackt zusammen, die Schultergelenke kippen nach vorn. Interessant ist es auch, wenn Sie sich einer anderen Person gegenüberstellen und diese Übung gemeinsam durchführen. Oder stellen Sie sich vor einen Spiegel und beobachten Sie sich selbst dabei. Sie wirken mit Rumpfspannung auf sich oder die Ihnen gegenüberstehende Person aufgerichteter und selbstbewusster.

Fazit:

Sie denken nur an Ihren Bauchnabel, ziehen diesen 0,5 cm ein und Ihr Gehirn spannt alle Muskeln an, die Sie gerade zur Stabilisierung Ihres Körpers benötigen. Das ist doch wirklich ein Phänomen, oder? Wenn Sie eventuell dabei trotzdem einen leichten Rundrücken im Oberkörper aufweisen sollten, schieben Sie bitte Ihre Schultergelenke ein bisschen nach hinten und Ihre Schulterblätter etwas zusammen. Und schon stehen Sie aufrechter und bekommen leichter Luft beim Atmen.

Kurze Info:

Vor etwa 10 - 15 Jahren wurde den Frauen beim Sport noch gepredigt, sie sollten den Bauchnabel so weit einziehen, dass sie ihn von innen an die Wirbelsäule knöpfen könnten. Führen Sie dieses einmal selber durch. Sie merken, dass Sie ganz schwer einatmen können und die Körperhaltung unangenehm ist. Denn Sie drücken dabei Ihren Darm in den Rumpf. Der Darm kann nach unten nicht wegrutschen, dort wird er durch den Beckenboden gehalten. Also drücken Sie den Darm aufwärts. Der Darm drückt den Magen empor, der Magen schiebt das Zwerchfell hoch, das Zwerchfell drückt den Raum der Lungen und des Herzens zusammen und Sie bekommen weniger und vor allem schlechter Luft beim Atmen.

12.2 Durchführung der Gangschulung / Auswirkungen der Bauchmuskelspannung auf Ihr Gangbild

Jetzt führen wir das Ganze im Gehen durch. Sie dürfen während jedes einzelnen Vorganges, beziehungsweise während der Änderung der Bauchspannung, nicht stehen bleiben, denn dann spüren Sie die Veränderungen in Ihrem Körper nicht. Achten Sie bitte nur auf den Teil des Körpers, den ich gerade benenne. Denn ich spreche nacheinander 10 Körperregionen an, die sich verändern.

Ziehen Sie Ihren Bauchnabel wieder 0,5 cm ein und gehen los. Nun achten sie bitte auf Ihre Hüftgelenke. Die Hüftgelenke sind jetzt stabil. Was passiert aber in Ihren Hüftgelenken, wenn Sie während des Gehens den Bauchnabel lockerlassen? Richtig. Die Hüftgelenke werden instabiler und wackeln nun intensiver hin und her. Also können Sie jetzt mit dem Po wackeln, ohne dass Sie es wollen.

Bauchnabel wieder etwas einziehen und los gehts. Achten Sie jetzt bitte auf Ihre Oberschenkel. Sie bewegen nun Ihre Beine ohne großen Kraftaufwand von hinten in der Luft nach vorn. Aber werden die Beine eventuell schwerer oder lassen sich schlechter nach vorn heben, wenn Sie während des Gehens den Bauchnabel wieder lockerlassen? Na! Fühlen sich Ihre Beine jetzt wirklich etwas schwerer an und sie benötigen mehr Kraft um sie nach vorn zu bewegen?

Bauchnabel wieder 0,5 cm einziehen und bitte weiter gehen. Achten Sie auf Ihre Kniegelenke. Ihre Kniegelenke sind jetzt sehr stabil. Doch, was passiert mit Ihren Kniegelenken, wenn Sie den Bauchnabel beim Gehen nun loslassen? Die Kniegelenke werden instabil und knicken unkontrolliert etwas ein. Die Knie können auch etwas federn. Auf alle Fälle müssen Sie die Kniegelenke nun bewusst mit zusätzlicher Kraft und Aufmerksamkeit strecken, um sie zu stabilisieren und um sicherer zu gehen oder zu stehen.

So. Bitte mit leicht eingezogenem Bauchnabel weiter gehen. Achten Sie nun auf Ihre Fußgelenke und die Füße. Die Fußgelenke sind sehr stabil. Die Füße kommen auf dem Hacken auf, rollen über die Fußsohle und stoßen sich mit den Vorfuß ab. Aber was passiert mit den Fußgelenken und wie lassen sich die Füße bewegen, wenn Sie Ihren Bauchnabel beim Gehen jetzt lockerlassen? Genau. Auch hier werden die Fußgelenke instabil und die Füße wollen über den Boden schlurfen beziehungsweise platschen auf den Boden. Unter diesen Umständen könnten Sie beim Gehen in der Natur stürzen.

Es geht (leider) noch weiter mit angezogenem Bauchnabel. Achten Sie auf Ihren Oberkörper, der jetzt sehr aufgerichtet ist. Was passiert mit dem Oberkörper, wenn Sie beim Gehen nun den Bauchnabel wieder loslassen? Auch hierbei fällt der Rumpf zusammen und die Schultern rutschen nach vorn.

Nun geht es weiter im Gehen oder auch im Stehen. Achten Sie bitte bei leicht eingezogenem Bauchnabel auf Ihre Atmung. Sie können jetzt tief in den Brustkorb beziehungsweise den Bauch atmen. Führen Sie beides bitte einmal durch. Aber was verändert sich, wenn Sie den Bauchnabel während des Gehens lockerlassen? Sie bekommen auf einmal schlechter Luft, was sich durch eine flache Bauchatmung bemerkbar macht. Denn Ihr Zwerchfell fällt auf den Magen und verengt dadurch Ihren Lungenbereich zum Atmen. Probieren Sie auch dieses einmal aus.

Ziehen Sie den Bauchnabel wieder um 0,5 cm ein und achten jetzt auf Ihr Gleichgewicht. Sie gehen mit stabilem Oberkörper und die Füße stellen sich sicher voreinander. Aber was passiert mit Ihrem Gleichgewicht, wenn Sie beim Gehen Ihren Bauchnabel jetzt lockenlassen? Richtig. Ihr Oberkörper schwankt ausladender hin und her und Sie gehen etwas breitbeiniger beziehungsweise machen Sie leichte Ausfallschritte zur Seite. Auch dieses ist ein Zeichen für einen schlechter arbeitenden Gleichgewichtssinn.

Und nun die letzte Wahrnehmung beim Gehen mit leicht angezogenem Bauchnabel.

Achten Sie auf die leichte Anspannung Ihrer gesamten Muskulatur, die Ihrem Gangbild Sicherheit verleiht. Und wie sicher fühlen Sie sich beim Gehen, wenn Sie Ihren Bauchnabel währenddessen lockerlassen? Sie fühlen sich dadurch wahrscheinlich etwas unsicherer beim Gehen. Vielleicht steigt auch die Sturzgefahr, welche immer vermieden werden.

Personen mit einem kürzlich operierten neuen künstlichen Knie- oder Hüftgelenk berichten mir oft, dass sie beim Lösen des Bauchnabels eine unangenehme Druckveränderung oder sogar einen leichten Stich in das neue Gelenk bekommen. Menschen mit Schmerzen in der LWS erzählen sogar von einem Schlag und wieder eintretenden Schmerzen im LWS-Bereich. Außerdem erhält Ihr Körper, und vor allem Ihr Gehirn, durch das Anspannen der Bauchmuskeln schneller Sicherheit mit dem neuen Gelenk beim Gehen und Stehen, wodurch Sie die Unterarmgehstützen schneller bei Seite legen können.

12.3 Zusammenfassung

Es ist doch eine tolle Sache mit unserem Gehirn. Wenn wir nur unseren Bauchnabel max. 0,5 cm einziehen:

*   spannt unser Gehirn alle Muskeln zur Stabilisierung unseres gesamten Körpers selbstständig an.
*   sind unsere Hüft-, Knie- und Fußgelenke stabiler.
*   lassen sich unsere Beine beim Gehen leichter nach vorn heben.
*   sind unsere Kniegelenke stabiler und wir benötigen keine weitere Energie, um die Knie in die Streckung zu bringen.

- wollen unsere Füße nicht schlurfen oder platschen, benötigen keine zusätzliche Aufmerksamkeit, lassen sich leichter bewegen und in den einzelnen Positionen besser halten.
- ist unser Oberkörper aufgerichteter.
- atmen wir leichter und mehr Sauerstoff ein.
- arbeitet unser Gleichgewichtssinn deutlich besser.
- fühlen wir uns sicherer beim Gehen.
- wirken wir mit aufrechtem Oberkörper und sicherem Gang viel selbstbewusster auf andere Personen.

Denn, wenn wir die minimale Bauchmuskelanspannung durchführen und unser Gehirn die oben genannte Automatisierung durchführt, muss sich unser Gehirn nur noch um das Versetzten der Beine und das Schwenken der Arme beziehungsweise das Abstützen auf den Rollator oder das Versetzen der Unterarmgehstützen kümmern.

Es ist doch faszinierend, dass dieses leichte Einziehen des Bauchnabels so intensive und vor allem so viele positive Auswirkungen auf unser Gangbild hat.

Wenn Sie Ihren Bauchnabel nicht einziehen, muss sich Ihr Gehirn um alles vorher aufgeführte gleichzeitig kümmern - und alles leidet! Denn das Gehen ist eine so komplexe Aktivität, dass unser Gehirn Unterstützung benötigt. Die erhält es durch das Einziehen des Bauchnabels um 0,5 cm.

Übrigens wirkt diese Gangschulung bei mindestens 90% aller Menschen. Egal ob sie 20 Jahre oder älter sind, frei oder an Unterarmgehstützen beziehungsweise am Rollator gehen.

Deshalb bitte ich Sie, ziehen Sie ihren Bauchnabel für die nächsten 21 Tage beim Gehen, Stehen und im Sitzen 0,5 cm ein. Warum gerade 21 Tage fragen Sie sich sicherlich? Hirnforscher haben herausgefunden: Wenn Sie irgendetwas an sich oder Ihrem Gangbild ändern wollen, müssen Sie 21 Tage so oft wie möglich daran denken und auch durchführen. 21 Tage kommen die Befehle zum leichten Hereinziehen des Bauchnabels und zur Anspannung der gesamten stabilisierenden Muskulatur vom motorischen Rindenfeld am Gehirn. Nach circa drei Wochen „rutscht" der Befehl in das Kleinhirn, in dem alle automatisierten Bewegungen abgespeichert sind. Dann stehen Sie nach etwa 21 Tagen auf, gehen los und denken vielleicht nach 50 Metern: „Upps, ich habe gar nicht an meinen Bauchnabel gedacht und ihn leicht eingezogen." Wenn Sie aber in Ihren Körper hinein spüren, dann hat Ihr Gehirn dieses wahrscheinlich bereits eigenständig veranlasst.

Ich kann Ihnen aber auch versprechen: Wenn Sie täglich nur 3 - 4-mal an Ihren Bauchnabel denken und ihn leicht einziehen, denken Sie in 10 – 12 Wochen immer noch bewusst an ihn. Es automatisiert sich dann einfach nicht. Für die Automatisierung meiner Bauchmuskelspannung habe ich persönlich leider 4 ½ Wochen benötigt, da ich nicht immer daran gedacht habe.

Außerdem war das alles bereits einmal in unserem Kleinhirn abgespeichert. Denken Sie bitte zurück an Ihre Kindheit. Haben Sie vielleicht auf dem Schulhof Packen gespielt und sich im Allgemeinen viel mehr bewegt? Haben Sie am Klettergerüst gehangelt, Gummitwist sowie Fangen gespielt oder sich im Stehen die Socken angezogen?

Oder denken Sie an Ihre Pubertät.

Worte an die Männer: Die meisten von Ihnen wollten sicherlich in der Badeanstalt den Mädels gefallen und Ihren Adoniskörper präsentieren. Also, was haben Sie da durchgeführt? Sie haben Ihren Bauch eingezogen und die Brust herausgeschoben. Und das war alles richtig.

Jetzt schmunzeln bestimmt die Frauen. Aber Mädels, haben wir es nicht genauso gemacht? Wir hatten „Oben herum" doch meistens noch nicht so viel. Also haben wir den Bauch eingezogen und die Brust herausgeschoben. Das wirkte dann auch mehr, als wir tatsächlich hatten.

Eine Frage an alle Leser:
Wollen Sie mit 90 Jahren immer noch aufrecht und sicher gehen? Dann fangen Sie am besten gleich damit an und halten es wie oben beschrieben und ziehen Ihren Bauchnabel 0,5 cm ein.

Noch eine kleine Info:

Wenn Kleinkinder eine neue Bewegung erlernen wollen, müssen sie diese etwa bis zu 4.500 Mal wiederholen bis sie sich automatisiert. Seien Sie froh, dass Sie kein kleines Kind mehr sind und alles bereits schon einmal abgespeichert hatten. Denn 4.500 Wiederholungen dauern länger als 21 Tage.

13 Unser Schmerzgedächtnis

Meiner Meinung nach haben wir alle ein Gehirn und ein abgekoppeltes Schmerzgedächtnis.

Wenn wir zum Beispiel unverhofft berührt werden oder uns selber etwas passiert, etwa uns verbrennen, schneiden oder ein sehr unangenehmes Gefühl beim Bewegen unserer Finger in den Gelenken wahrnehmen, liegt es an uns, wie wir damit umgehen. Fühlen Sie deshalb in Ihren Körper hinein, wenn Ihnen so etwas widerfährt. Denn wenn wir von Schmerz sprechen, speichert unser Schmerzgedächtnis dieses Gefühl leider sofort ab. Teilweise benötigen wir dazu nur ein kurzes, aber intensives Ziehen, Brennen, Stechen oder einen sehr starken Druck sowie unsere persönliche Einstellung zu Schmerzen, dass wir es als dass, was es auslöst, nämlich als Ziehen, Brennen, Stecken, unangenehmen Druck, oder als Schmerz abspeichern. Denn Schmerzen will unser Schmerzgedächtnis (Körper) vermeiden und vor allem nie wieder erleiden.

Während meiner durchgeführten Behandlungen, bei denen ich auf verhärtete Muskeln einwirkte, bekam ich oft sehr schnell von den Patienten die Rückmeldung: „Oh, das tut aber weh." Dann fragte ich immer, ob ich einen unangenehmen Druck, ein Ziehen, Brennen oder Stechen auslöse. Meistens war es ein Druck mit einer Stärke zwischen 2 und 7 auf einer Skala von 0 (nur mein Druck) bis 10 (es ist nicht auszuhalten). Danach erklärte ich den Patienten, dass dieser von mir ausgelöste unangenehme Druck, Ziehen, Stechen oder Brennen nicht vom Schmerzgedächtnis abspeichert wird, wenn sie ihn als das vorgenannte wahrnehmen. Denn ihr Schmerzgedächtnis weiß, dass es aufhört, wenn ich meine Finger an der auszulösenden Stelle entferne. Als ich dieses erklärte, nahm ich auch meine Finger von der behandelten Stelle und das unangenehme Gefühl war spontan nicht mehr vorhanden, was die Patienten auch bestätigten.

Da muss ich an meine liebreizende Enkeltochter denken. Als sie 2 ½ Jahre alt war, spielten oder tobten wir viel zusammen. Teilweise wollte sie dabei nicht festgehalten werden. Also bekam ich bei einer Berührung ihres Armes sofort ein „aua" zu hören und ließ sie augenblicklich los.
Was ist, wenn einige Erwachsene diese Erfahrung als Kind auch erworben haben? Man sagte „aua" und der andere ließ sofort los oder hörte augenblicklich mit dem unangenehmen Festhalten auf? Dadurch kann unser Schmerzgedächtnis schneller aktiv werden.

Leider tue ich meinen Patienten diesen Gefallen nicht, denn es wäre kontra-produktiv. Ich reduziere meinen ausgeübten Druck vielleicht etwas.

Zu meiner Enkeltochter möchte ich noch erwähnen, dass sie wirklich „hart im Nehmen" ist. Denn wenn sie beim Toben einmal hinfällt oder sich wirklich weh tut, hält sie einige Sekunden inne, sagt dann „geht wieder" und macht weiter.

14 Dehnung der Muskulatur

Achtung: Wenn beim Dehnen der Muskulatur die Schmerzen zunehmen, sich unangenehm verändern, sich intensivieren oder an anderer Stelle zusätzlich auftreten, sofort die Dehnung beenden.

Beim Dehnen der Muskulatur wird zwischen aktivem und passivem Dehnen unterschieden.

Wenn ich beispielsweise meine Wadenmuskulatur aktiv dehnen möchte, muss ich dazu meinen Vorfuß aktiv hochziehen und dabei meine Muskulatur seitlich außen neben dem Schienbein anspannen. Das bedeutet, ich verkürze „aktiv" meine Schienbeinmuskulatur um meine Wadenmuskeln zu verlängern. Wenn ich diese aktive Dehnung oft wiederhole, verkürzt und verhärtet sich dauerhaft meine Muskulatur außen neben dem Schienbein. Dies kann zu einem Ungleichgewicht zwischen den einzelnen Muskelgruppen und dauerhaft zu Schmerzen in den Füßen, Fußgelenken, Kniegelenken oder äußeren Unterschenkelmuskeln führen. Und dieser Vorgang ist nicht gesund.

Beim passiven Dehnen spanne ich nur die nötigsten Muskeln an. So kann ich zum Beispiel im Stehen meine Ballen an den Füßen auf ein nicht so dickes Buch stellen, wobei es in der Wade leicht zieht. Dadurch wird mein Vorfuß „passiv" hochbewegt, also ohne die Anspannung der Schienbeinmuskulatur. Mein Hacken bewegt sich auch hierbei ohne Aktivitäten irgendwelcher Muskeln herunter und meine Wadenmuskeln werden „passiv" gedehnt. Ich benötige dazu nur die Muskulatur zum Stehen und nicht zum Dehnen.

Kleine Info nebenbei:

Beim Bewegen eines Gelenkes sind unterschiedlichste Muskeln beteiligt. Die aktiven Muskeln werden als Agonisten (Spieler) und die gegenüber liegenden inaktiven Muskeln als Antagonisten (Gegenspieler) bezeichnet.

Bei der Dehnung meiner Muskulatur habe ich für mich sehr wichtige Erfahrungen gesammelt. Jeder betreffende Muskel sollte in seiner Dehnungsphase nicht länger, aber auch nicht viel kürzer, als 60 Sekunden passiv gedehnt werden. Denn ich habe an meinem eigenen Körper erfahren dürfen, dass sich meine Muskeln während des Dehnens ungefähr 30-45 Sekunden

„dagegen wehren". Das bedeutet, meine Muskeln spannen sich beim Dehnen etwas an, um gegen dieses unangenehme „langgezogen werden" zu arbeiten. Erst nach diesen 30-45 Sekunden gehen meine Muskeln in eine Lockerung und dadurch in eine Dehnung über, von der mein Körper dann länger profitiert. Wenn die Muskulatur nur für 5-10 Sekunden gedehnt wird, wirkt das leider nur für einen kurzen Moment. Es bewirkt keine dauerhafte Lockerung des Muskels.

Egal welche Praktiken ich bei einem Patienten anwende oder durchführe, probiere ich diese im Vorfeld immer selbst an mir aus. Bei Fortbildungen stelle ich mich auch gern als Anwendungsobjekt zur Verfügung. Dies ist für mich überaus wichtig, damit ich die Auswirkungen meiner späteren Anwendungen vorher selbst erlebe, spüre und wahrnehme.

So dehnte ich unter anderem meine Gesäßmuskeln, indem ich auf einem Stuhl sitzend meinen Oberkörper so weit vorbeugte, dass ich mit den Händen meine Fesseln umfasste. Da ich währenddessen einen Bericht in der Zeitung las, führte ich diese Dehnung nicht eine, sondern dreieinhalb Minuten durch. Nach diesem Dehnen gelang mir das Versetzen der Beine zum Gehen noch relativ gut, was ich über das Aufrichten meines Oberkörpers nicht behaupten kann. Denn das Gehen mit komplett aufgerichtetem Rumpf gelang mir erst nach circa drei Minuten wieder. Ich hatte nicht gedacht, dass zum Gehen die Gesäßmuskulatur so intensiv eingesetzt werden muss.

Dies war für mich eine sehr wichtige Erfahrung in Bezug auf die zeitliche Länge des Dehnens der Muskeln und zur Bestätigung meiner 60-Sekunden-Regelung.

Von Patienten, bei denen ich meine 60-Sekunden-Regelung zur Muskeldehnung angewendet habe, bekam ich auch positive Rückmeldungen.

Diese Dehnübungen für die Muskulatur rundum schmerzender Gelenke der unteren und oberen Extremitäten, können Sie natürlich auch selber durchführen. Dazu später mehr in den einzelnen Kapiteln. Sie müssen allerdings darauf achten, dass Ihnen diese Dehnungen gut tun, Verbesserungen einsetzen und die Schmerzen gelindert und nicht verstärkt werden.

Nach Operationen, bei denen Sie fremdes Material eingesetzt bekommen haben wie beispielsweise neue Gelenke, Platten, Schrauben, Stangen oder ähnliches, sollten Sie Dehnübungen nicht oder nach Anweisungen eines

Therapeuten nur sehr vorsichtig durchführen. Bitte achten Sie auf Ihren Körper. Er wird Ihnen schon signalisieren, ob Ihnen eine Übung hilft oder Ihren Zustand verschlechtert. Bei positiven Reaktionen Ihres Körpers können Sie gern weiterhin dehnen. Bei negativen Auswirkungen hören Sie bitte sofort auf mit Ihrem Tun. Wenn die Schmerzen nicht weniger werden sollten, nehmen Sie bitte Kontakt mit einem Arzt auf. Denn jeder Körper reagiert anders auf spezielle Reize.

Orthopädische Erkrankungen

15 Kopfschmerzen / Migräne

Mir ist aufgefallen, dass Kopfschmerzen und Migräne oft bei Personen auftreten, die einseitige, zum Beispiel starre Körperhaltungen beim Arbeiten im Haushalt oder Beruf einnehmen (müssen). Aber auch bei Menschen, die viel am PC sitzen (und arbeiten), Müttern mit einem oder mehreren Kindern, Reinigungskräften und körperlich schwer arbeitende Personen, wie zum Beispiel im Handwerk oder in der Pflege. Aber leider auch bereits bei Kindern, die viel am Handy hantieren, stundenlang die Hausaufgaben am PC bearbeiten oder daran spielen, treten vermehrt Kopfschmerzen oder Migräneanfälle auf.

Oft berichten die Patienten, dass die Kopfschmerzen vom Nacken über den Hinterkopf bis in die Augen ziehen.

Aber warum ist das so und wodurch werden die Schmerzen ausgelöst? Werden die Nackenmuskeln eventuell wegen der starren und einseitigen Kopfhaltung überlastet?

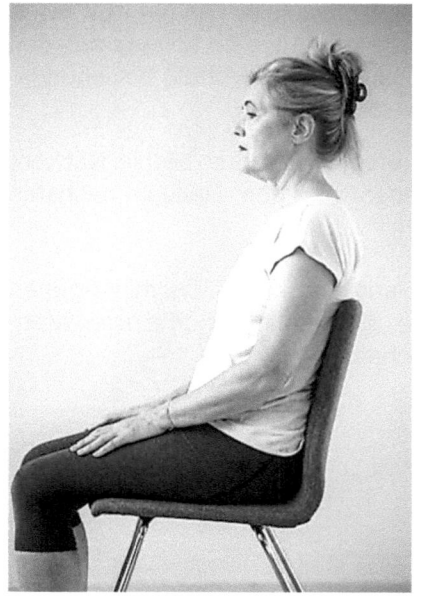

Ich erinnere mich, dass unser Kopf in aufrechter Körperhaltung etwa 2,5 bis 3 kg schwer ist. Durch die leichte Wölbung in unserer Halswirbelsäule und der betreffenden Muskulatur kann unser Kopf gut nach links und rechts gedreht werden.

Wenn wir unseren Kopf etwa 10 Grad nach vorn neigen, wirken bereits fünf bis sechs Kilogramm auf unsere Nackenmuskulatur. Und wenn wir unseren Kopf etwa 30 Grad neigen, wie beispielsweise beim Arbeiten am PC, Schreiben mit einem Stift auf Papier oder Tippen auf dem Handy, wirken bis zu 24 kg auf unsere Nackenmuskeln.

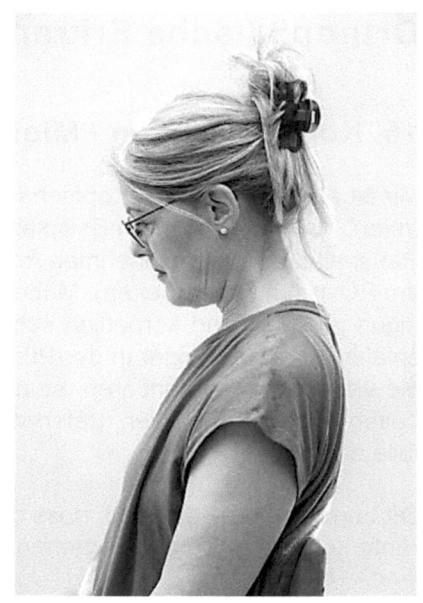

Wenn ich mir also vorstelle, ich hänge jeweils einen mit Wasser gefüllten 10 Liter Eimer rechts und links an meine Nackenmuskeln, können sich diese schon mal verspannen und total hart werden, weil sie so schwer arbeiten müssen. Und es kann sich ein Prolaps (Bandscheibenvorfall) beziehungsweise eine Protrusion (Bandscheibenvorwölbung) bilden.

Nur ein entspannter Muskel kann richtig arbeiten. Also sollte die Nackenmuskulatur mehrfach für 60 Sekunden gedehnt werden. Dazu im nächsten Kapitel mehr.

Das Folgende ist leider nur eine Empfehlung und kein Allheilmittel gegen Kopfschmerzen beziehungsweise Migräne, aber es hat schon einigen Menschen geholfen und ihnen Linderung verschafft.

15.1 Dehnübungen der Nackenmuskulatur bei vorhandenen Schädigungen im Halswirbelsäulenbereich

Teilweise sind an den Kopfschmerzen beziehungsweise Migränen Verhärtungen in den langen Muskeln beidseits der Halswirbelsäule beteiligt. Oft werden diese durch Überbelastung hervorgerufen.

Während meiner Berufstätigkeit wendete ich diese Übungen zur Dehnung der Nackenmuskulatur für Personen mit Schädigungen an Weichteilen oder Bandscheiben im Halswirbelsäulenbereich an.

Hinweis: Wenn sich bei Ihnen bereits im Nackenbereich eine Schädigung an Wirbelkörpern, Weichteilen, ein Prolaps (Bandscheibenvorfall) und / oder eine Protrusion (Bandscheibenvorwölbung) entwickelt hat, sollten Sie vorsichtig bei der Dehnung der Nackenmuskulatur vorgehen. Und wenn es sich bereits bei Beginn dieser Übung oder auch später unangenehm anfühlt, bitte sofort aufhören und nicht fortfahren. Dieses gilt auch bei knöchernen Schädigungen.

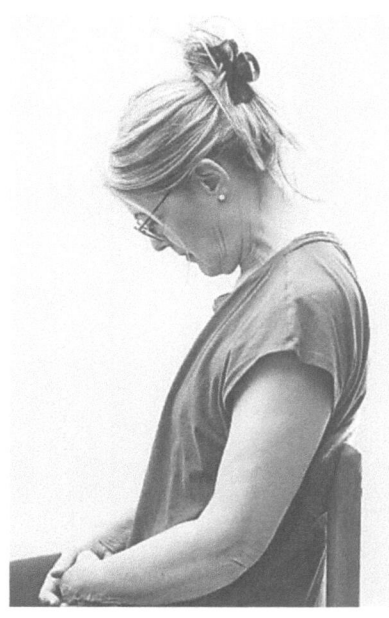

Setzen Sie sich bitte aufrecht auf einen Stuhl und lehnen sich mit dem Rücken an die Lehne. Jetzt neigen Sie nur Ihren Kopf vorsichtig nach vorn hinunter. Der Oberkörper bleibt aufrecht. Sie sollten nun ein leichtes bis mittleres Ziehen in der Nackenmuskulatur verspüren. Halten Sie diese Position bitte für 60 Sekunden (aber nicht länger) und richten Sie Ihren Kopf danach langsam wieder auf. Beginnen Sie nun Ihren Kopf ein wenig nach rechts und links zu drehen, bis es sich angenehm anfühlt.

Wenn sich die Muskulatur im Nackenbereich nun etwas entspannter anfühlt, können Sie diese Übung gerne später wiederholen. Werden die Kopfschmerzen oder das Gefühl im Nackenbereich schlimmer, bitte sofort aufhören. Wird der Schmerz zu schlimm, konsultieren Sie Ihre Ärztin oder Ihren Arzt.

Warum nicht gleich wiederholen und nicht länger als 60 Sekunden, werden Sie sich fragen? Da Sie bereits eine Schädigung in Ihrer Halswirbelsäule erlitten haben, ist davon dringen abzuraten. Wenn Sie diese Übung zu oft wiederholen oder die Kopfneigung länger als 60 Sekunden halten, wird ein zu langer und zu intensiver Druck beziehungsweise Zug auf die bereits geschädigten Bandscheiben ausgeübt und so könnten sich ihre Beschwerden verschlimmern.

15.2 Dehnübungen für die Muskulatur im Halswirbelsäulenbereich ohne Schädigungen in dieser Körperregion

Die folgenden Dehnübungen der Nackenmuskulatur empfehle ich den Personen ohne Schädigungen im Hals- und Halswirbelsäulenbereich (HWS) zur Durchführung.

Setzen Sie sich bitte aufrecht auf einen Stuhl. Falten Sie nun Ihre Hände und legen Sie diese in Augenhöhe an Ihren Hinterkopf. Neigen Sie vorsichtig Ihren Kopf nach vorn hinunter. Lassen Sie Ihre Ellenbogen dabei herunterhängen. Drücken Sie NICHT zusätzlich den Kopf mit den Händen herunter, sondern das Gewicht der Arme und der leichte Druck der Hände bewegt Ihren Kopf sachte nach unten, sodass sich Ihr Kinn ganz langsam dem Brustbein nähert. In den Muskeln neben der HWS und der oberen Brustwirbelsäule (BWS) sollten Sie nun ein leichtes bis intensives Ziehen verspüren. Eventuell spüren Sie es sogar bis zwischen die Schulterblätter. Je tiefer das Ziehen zu spüren ist, umso entspannter ist die

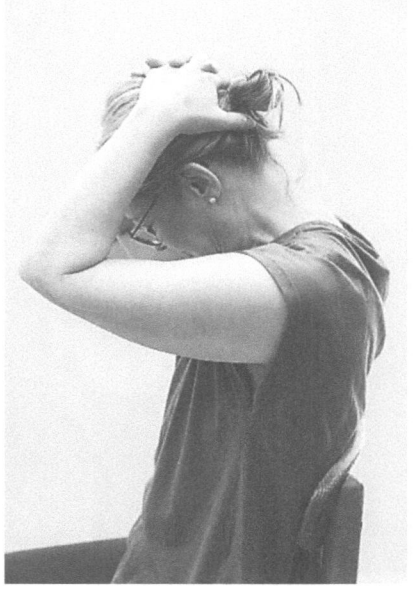

Muskulatur im Nackenbereich. Diese Dehnung bitte für 60 Sekunden halten.
Die Hände danach lösen und den Kopf langsam aufrichten. Drehen Sie nun
Ihren Kopf langsam nach rechts und links. Diese Bewegungen sollten nun
etwas leichter und weiter durchzuführen sein und sich nach mehreren Wie-
derholungen noch angenehmer anfühlen.

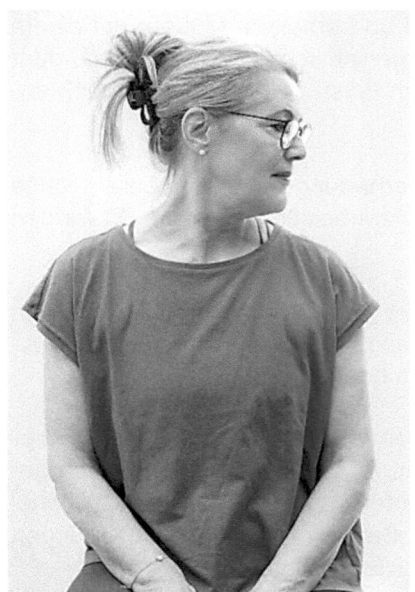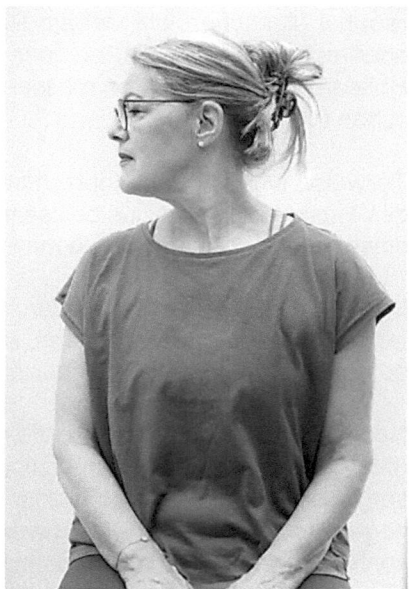

Diese Übung können Sie gern täglich mehrfach hintereinander oder in längeren Abständen wiederholen, damit es einen dauerhaft positiven Effekt er-
geben kann und die Kopfschmerzen nicht so schnell wieder auftreten.

Je tiefer es an der Muskulatur beidseits der HWS und BWS während der
Dehnungsphasen zieht, umso entspannter sind die Muskeln im Halswirbelsäulenbereich. Dadurch können Sie die rotierenden und haltenden Bewegungen des Kopfes leichter ausführen beziehungsweise werden die Kopfschmerzen oder die Migräne seltener ausgelöst.

16 Schmerzen im Schulter-Nackenbereich

Mir ist aufgefallen, dass Schmerzen im Schulter-Nackenbereich oft auch bei derselben Klientel auftreten wie Kopfschmerzen und Migräne. Also überwiegend bei Personen, die einseitige beziehungsweise starre Körperhaltungen beim Arbeiten im Haushalt oder Beruf einnehmen (müssen) wie unter anderem bei Menschen, die viel am PC sitzen und arbeiten, Müttern mit einem oder mehreren Kindern, Personen, die körperlich schwer arbeiten und / oder Haltearbeiten durchführen müssen wie zum Beispiel Handwerker oder Menschen in Pflegeberufen.

Teilweise sind an den Kopfschmerzen Verhärtungen in der oberen Hälfte des Muskulatur Trapezius beidseits der Halswirbelsäule beteiligt. Oft werden diese durch Überbelastung hervorgerufen

Leider treten bereits bei Kindern vermehrt Schulter-Nacken-Beschwerden auf, die viel am Handy hantieren, stundenlang am PC spielen oder die Hausaufgaben an einem Laptop oder ähnlichem bearbeiten.

Nachfolgend einige Übungen, die mir selber und auch einigen Patienten bereits geholfen und für Schmerzlinderungen im Schulter-Nackenbereich gesorgt haben. Doch es sind wieder nur Empfehlungen und keine Allheilmittel gegen Schulter-Nacken-Beschwerden. Außerdem müssen diese Übungen kontinuierlich und vor allem mehrmals täglich durchgeführt werden.

16.1 Dehnübungen der Muskeln im Schulter-Nackenbereich bei bereits vorhandenen Schädigungen im / am Hals

Diese Dehnübungen zur Lockerung der Muskulatur im Schulter-Nackenbereich sind für Personen mit einer bereits vorhandenen Schädigung an Weichteilen oder knöchernen Bereichen am Hals bestimmt.

Warnung: Wenn sich bereits im Nacken- und in den seitlichen Halsbereichen Schädigungen an Wirbelkörpern oder an Weichteilen, ein Bandscheibenvorfall und / oder eine Bandscheibenvorwölbung entwickelt haben, sollten Sie vorsichtig bei der Dehnung der Schulter-Nackenmuskulatur vorgehen. Und wenn es sich bereits bei Beginn dieser Übung oder später unangenehm anfühlt, bitte sofort aufhören und nicht fortfahren.

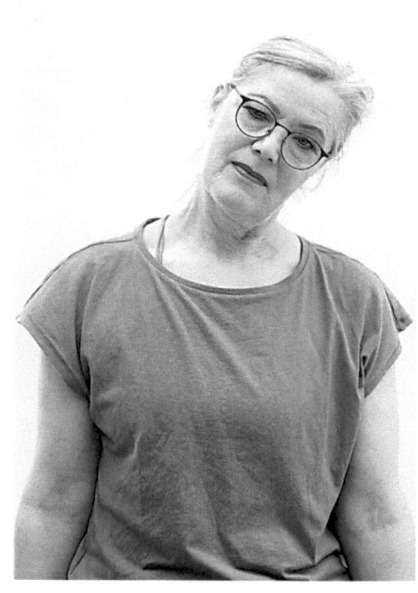

Setzen Sie sich bitte aufrecht auf einen Stuhl und kippen Sie Ihren Kopf leicht nach links, bis Sie ein leichtes Ziehen an der rechten Halsseite, eventuell bis zu den Schultergelenken, spüren. Halten Sie diese Position 60 Sekunden und richten Sie Ihren Kopf danach langsam wieder auf. Beginnen Sie nun Ihren Kopf nach links und rechts zu drehen. Zuerst mit kleinen und immer größer werdenden Bewegungen. Wenn sich dieses Kopfdrehen nun leichter anfühlt, führen Sie diese Dehnübung bitte mehrmals täglich einige Tage hintereinander durch. Fühlen sich diese Bewegungen nicht gut an, führen Sie die Übung nicht beziehungsweise nicht weiter durch. Entstehen daraus im Nachhinein sogar Schmerzen, begeben Sie sich bitte zu einer Ärztin oder einem Arzt

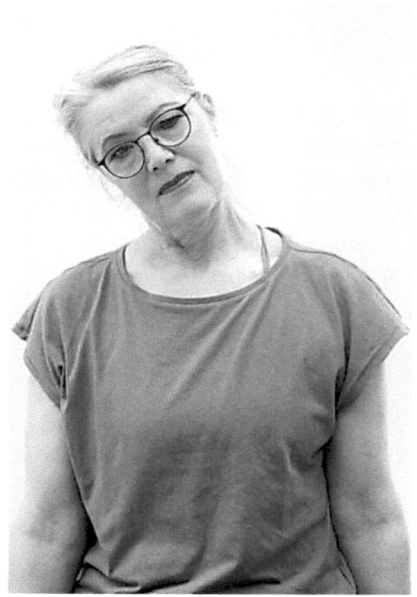

Kippen Sie Ihren Kopf nun leicht nach rechts, bis Sie ein leichtes Ziehen an der linken Seite des Halses, vielleicht wieder bis zum linken Schultergelenk, spüren. Halten Sie diese Position für 60 Sekunden und richten Sie ihren Kopf wieder langsam auf.

Führen sie nun die gleichen Bewegungen zur linken Seite aus, indem Sie Ihren Kopf langsam nach links kippen. Sollten diese Bewegungen Schmerzen hervorrufen, begeben Sie sich bitte zu einer Ärztin oder einem Arzt.

16.2 Dehnübungen ohne Schädigungen im Halsbereich

Die nachstehenden Dehnübungen sind für Personen ohne knöcherne oder weichteilmäßige Beeinträchtigungen im gesamten Halsbereich vorgesehen.

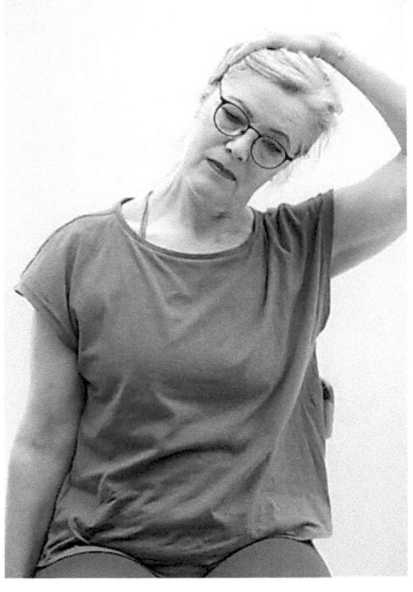

Kippen Sie Ihren Kopf leicht nach links bis Sie ein Ziehen an der rechten Seite des Halses spüren. Nun führen Sie Ihre linke Hand über den Kopf hinweg und legen die Spitze des Mittelfingers auf die obere Kante des rechten Ohres. Nun drücken Sie den Kopf ganz vorsichtig noch etwas nach links.

Wenn das Ziehen im rechten seitlichen Halsbereich nicht so intensiv ausfällt, winkeln Sie nun Ihren rechten Arm an und ziehen den rechten Ellenbogen in Richtung Boden. Jetzt zieht es in der Muskulatur von der Schädelbasis bis zum Schultergelenk noch etwas intensiver. Halten Sie diese Position nun für 60 Sekunden und richten Sie Ihren Kopf danach langsam wieder auf. Führen Sie nun mehrfach langsam rotierende Kopfbewegungen durch. Das Drehen des Kopfes aus der „neutralen-null-Stellung" nach rechts und links sollte jetzt etwas leichter durchzuführen sein als vor dieser Dehnübung. Wenn sich Ihre Beschwerden nicht verbessern, sondern verschlechtert haben sollten, hören Sie bitte sofort mit dieser Dehnübung auf. Sollten Schmerzen daraus werden, begeben Sie sich bitte sofort zu einer Ärztin oder einem Arzt.

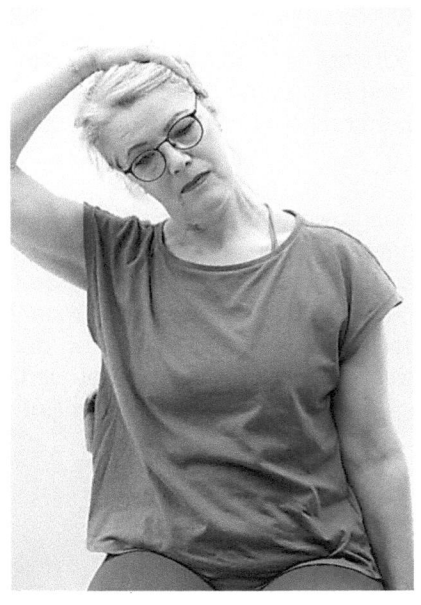

Kippen Sie Ihren Kopf nun leicht nach rechts bis Sie ein Ziehen an der linken Seite des Halses bis zum Schulterge- lenk spüren. Nun führen Sie Ihre rechte Hand über den Kopf hinweg und legen das Endglied des Mittelfingers auf die obere Kante des linken Ohres. Nun drü- cken Sie den Kopf ganz vorsichtig noch etwas nach rechts.

Wenn das Ziehen im linken seitlichen Halsbereich nicht so intensiv ist, winkeln Sie den linken Arm an und ziehen den linken Ellenbogen in Richtung Boden. Jetzt zieht es auch hier etwas intensiver in der Muskulatur von der Schädelbasis bis zum Schultergelenk. Halten Sie diese Position für 60 Sekunden und richten Sie Ihren Kopf danach wieder langsam auf. Führen Sie nun bedachtsam rotierende Kopfbewegungen durch. Das Drehen des Kopfes aus der „neutralen-null-Stellung" nach rechts und links sollte jetzt etwas leichter durchzuführen sein als vor dieser Dehn- übung. Wenn sich Ihre Beschwerden nicht verbessern, sondern verschlech- tert haben, hören Sie bitte sofort mit dieser Dehnübung auf. Sollten Schmer- zen daraus werden, begeben Sie sich bitte sofort zu einer Ärztin oder einem Arzt.

16.3 Dehnung der Schulter-Nackenmuskulatur mit und ohne Schädigungen im oder am Halsbereich

Wenn Sie die nachfolgend beschriebene Übung nicht mit beiden Händen parallel durchführen können, arbeiten Sie erst einmal mit der rechten Hand am linken und danach mit der linken Hand am rechten Schulter- Nackenbereich.

Vor dem Durchführen der nächsten Anwendung versehen Sie bitte Ihre Fingerspitzen mit etwas Creme, damit die Fingerspitzen leichter über die Haut gleiten, der Druck durch die Finger besser zur Muskulatur geführt werden kann und die Haut nicht verletzt wird. Denn unsere Haut wird immer dünner, je älter wir werden. Wenn keine Lotion oder ähnliches beim Massieren der Muskulatur bei Pergament- beziehungsweise dünner Haut verwendet wird, können dieser leichter feine Risse zugefügt werden. Dadurch könnten Entzündungen begünstigt werden.

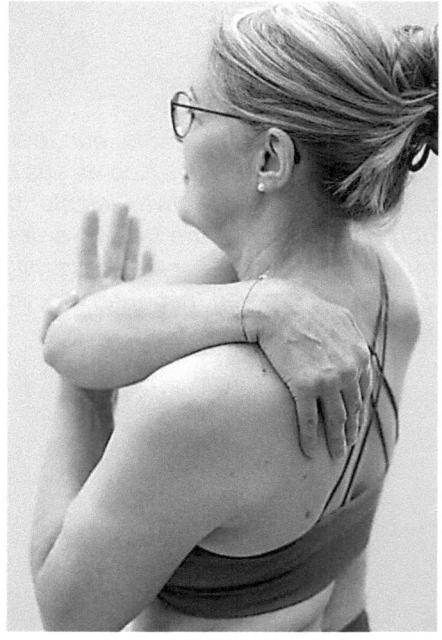

Legen Sie die rechte Hand auf die linke obere Schulterblattkante oder zwischen Schulterblatt und Wirbelsäule. Es ist wichtig, dass die Fingerspitzen wirklich auf, oder zumindest so dicht wie möglich, an das Schulterblatt herankommen. Sofern sie die Hand ohne Hilfen nur bis oben auf die Schulter-Nacken-Muskulatur gelegt bekommen, können Sie auch mit Ihrer linken Hand etwas gegen den rechten Ellenbogen drücken. Üben Sie mit den Fingerspitzen des Zeige- bis kleinen Fingers (Finger 2-5) einen leichten Druck auf die Haut und die darunter liegende Muskulatur aus. Nun ziehen Sie mit gleichbleibendem Druck die Finger langsam über den Schulter-Nackenbereich nach vorn bis in die Senke vor dem Schlüssel-bein. Führen Sie diesen Vorgang so oft wie möglich, aber mindestens fünf Mal durch. Rotieren Sie nun beide Schultergelenke vor und zurück. Dabei sollten sich diese Bewegungen in der Muskulatur im linken Schulter-Nacken-

Bereich angenehmer und lockerer anfühlen als auf der rechten Seite. Wiederholen Sie diese Übung bitte täglich und in beiden Schulter-Nackenberei-

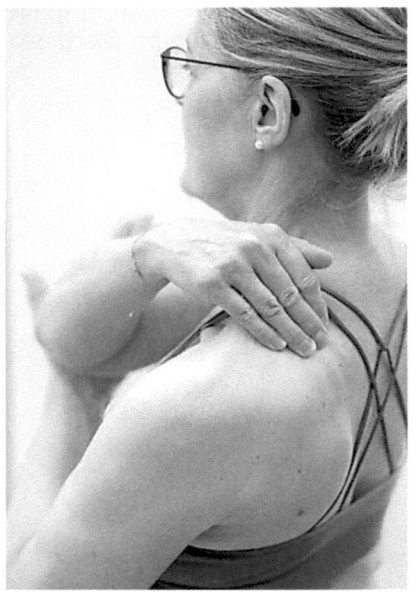
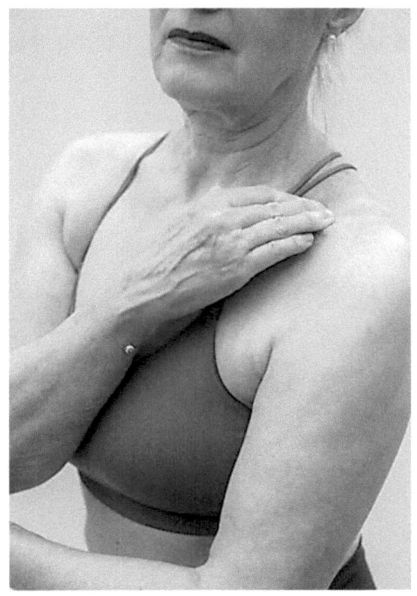

chen. Teilweise sollte der Druck etwas gelöst werden, denn je höher die Fingerspitzen über die Haut gezogen werden und sich dem Schulter-Nackenbereich nähern, desto unangenehmer wird es. Aber auch hier gibt es Hoffnung. Denn je öfter Sie diese Übung täglich durchführen, umso schneller und dauerhafter lösen sich die Verklebungen und die Muskulatur fächert förmlich auf.

Wiederholen Sie diese Übung bitte mit der linken Hand im rechten Schulter-Nackenbereich. Legen Sie die Fingerspitzen 2-5 zwischen dem Schulterblatt und der Wirbelsäule auf. Vergessen Sie bitte die Lotion für die Fingerspitzen nicht. Ziehen Sie die Finger mit leichtem Druck bis in die Mulde vor dem Schlüsselbein. Bitte auch diese Übung mehrmals hintereinander durchführen (aber mindestens fünf Mal). Nun rotieren Sie beide Schultergelenke wieder vor und zurück. Jetzt sollten sich die Schulter-Nacken-Muskeln beidseits der Halswirbelsäule leichter und entspannter bewegen lassen.

Führen Sie diese Dehnübungen auf jeder Seite des Halses bitte mehrere Tage und mehrmals täglich hintereinander durch, damit Sie eine länger bleibende Lockerung in dieser Muskulatur erhalten. Spüren Sie auch in Ihren Körper hinein, ob diese Übung Ihnen guttut. Wenn nicht, führen Sie diese einfach nicht mehr durch.

17 Mobilisierung der Schulterblätter

Mir ist aufgefallen, dass wir unsere Armbewegungen oftmals nur aus dem Schultergelenk heraus durchführen und unsere Schulterblätter immer seltener bewegen. Dadurch verklebt das Schulterblatt mit dem musculus subscapularis (er befindet sich zwischen Rippen und Schulterblatt) und sämtliche Muskeln zwischen Brustwirbelsäule und Schulterblätter verkürzen und verhärten sich.

Diese Übung ist quasi für alle Menschen gut, die keine Schädigungen im Bereich der Schultergelenke haben.

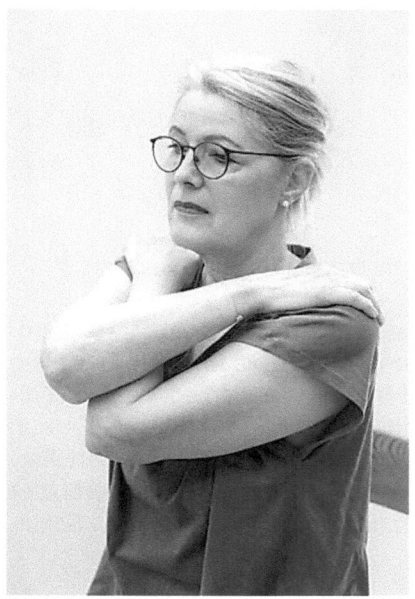

Legen Sie die linke Hand auf die rechte Schulter und die rechte Hand auf die linke Schulter. Lösen Sie diese Berührungen und führen Ihre angewinkelten Ellenbogen seitlich neben Ihrem Körper in Richtung Körperrückseite, sodass Sie die Schulterblätter zusammenschieben. Legen Sie anschließend Ihre Hände wieder auf die Schultern und wiederholen dieses bitte noch vier Mal.

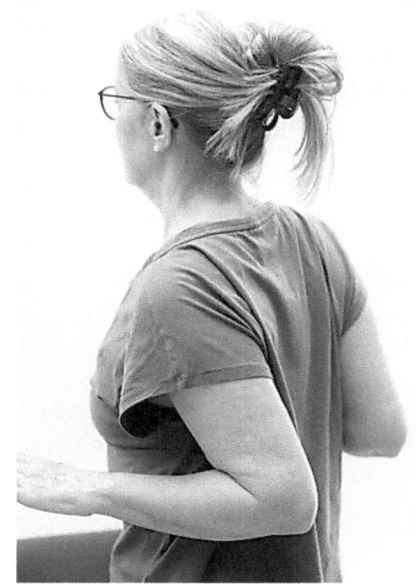

Während der sechsten Wiederholung schieben Sie bitte Ihre Ellenbogen ganz weit nach vorn, während sich die Hände auf den gegenüber liegenden Oberarmen festhalten. Danach lösen Sie die Handberührungen und bewegen Ihre angewinkelten Ellenbogen wieder nach hinten, sodass sich Ihre Schulterblätter der Wirbelsäule nähern. Führen Sie diese Übung mindestens noch weitere vier Male hintereinander durch.

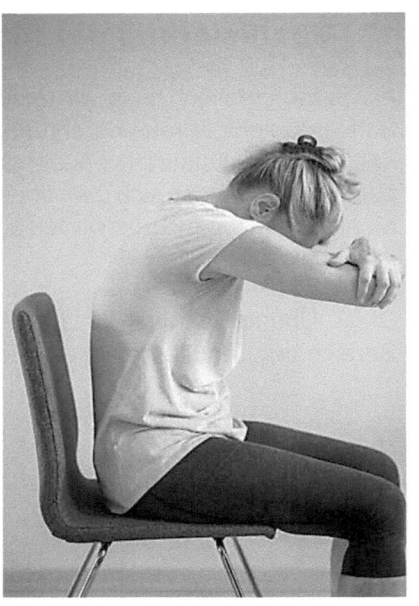

Warum sollten Sie diese Übung durchführen, fragen Sie sich vielleicht?

Die Muskeln unter Ihren Schulterblättern kann kein Therapeut aktiv lockern. Denn leider gelangen wir mit unseren Fingern nicht an die Muskeln unter den Schulterblättern. Wenn Sie die Hände auf Ihre gegenüberliegenden Schultern legen, bewegen sich Ihre Schulterblätter nach außen. Führen Sie nun die Ellenbogen seitlich bis hinter Ihren Rücken, schieben Sie die Schulterblätter nach innen. Durch diese Wechselbewegungen der Schulterblätter nach außen und innen, massieren Sie sich die Muskulatur unter den Schulterblättern eigenständig durch.

Wenn Sie nun Ihre Schultergelenke vor und zurück kreisen, fühlen sich diese Bewegungen viel leichter an und die Spannungen im Schulter-Nackenbereich sowie zwischen den Schulterblättern sind weniger geworden.

Je öfter Sie diese Übung durchführen und wiederholen, umso entspannter bleibt Ihre Muskulatur zwischen und unter den Schulterblättern sowie auch beidseits im Schulter-Nacken-Bereich dauerhaft.

18 Schmerzen / Arthrose in den Schultergelenken

Als ich ungefähr 35 Jahre alt war, wurden die Schmerzen in meinen Gelenken beider Schultern unerträglich und ich suchte meine Hausärztin auf. Nachdem ich daraufhin von zwei weiteren Orthopäden untersucht wurde, berichteten beide unabhängig voneinander, dass meine Schulterdächer weiterwachsen und sich stetig verlängern würden. Das bedeute, meine Schultergelenke werden durch die wachsenden Schulterdächer verengt, sodass Schmerzen beim Anheben der Arme in der Elevation, seitlich über die Waagerechte hinaus, entstehen. Denn bei diesen Bewegungen berührt der Oberarmknochen das Schulterdach. Meine Schulterdächer sollten operativ gekürzt werden. Das Wachsen der entstandenen Knochenenden könnte jedoch jederzeit wieder einsetzten, waren die Aussagen beider Ärzte. Meine Hausärztin schickte mich daraufhin erst einmal zu einer Physiotherapeutin. Dort lernte ich meine Arme schmerzfrei seitlich (Abduktion) und über 90 Grad (Elevation) zu heben, indem ich während des Anhebens der Arme gleichzeitig meine Schulterblätter abwärts bewegte. Dadurch verschob ich meine Schulterdächer leicht nach hinten und hatte mehr Platz zum Anheben der Arme. Bis heute habe und werde ich mich nicht an meinen Schulterdächern operieren lassen. Denn ich lebe mit dieser Technik seit über 25 Jahren.

Es ist zwar keine Lösung für alle Schmerzen in den Schultergelenken, aber versuchen Sie es selber einmal. *Heben Sie den Arm der schmerzenden Schulter seitlich oder vor dem Körper bis circa 90 Grad an und schieben Sie Ihr Schulterblatt beim höheren Anheben des Armes hinunter Richtung Steiß.* Dieses hilft vielleicht nur einem kleinen Kreis der Lesenden dieses Buches.

Im März 2021 setzte, wenn ich den Arm bewegte, ein zunehmend unangenehmes Ziehen in meinem linken Schultergelenk ein. Etwa fünf Wochen später war das Ziehen so unerträglich, dass ich meinen linken Arm nur noch mit Unterstützung meiner rechten Hand bewegen und versetzen konnte. Daraufhin behandelte ich mich selber. Kurz unter meinem linken Schulterdach ertastete ich am Oberarm einige schmerzenden Stellen. Mit einem Finger der rechten Hand drückte ich diese Punkte nacheinander für circa 12-15 Sekunden. Während der Zeit des Drückens setzte ein sehr unangenehmes Brennen an den komprimierten Stellen ein. Beim Entfernen des Fingers löste sich das Brennen langsam auf, bis es nicht mehr vorhanden war. Meinen Arm konnte ich nach dem Komprimieren aller schmerzenden und brennenden Stellen wieder in alle Richtungen schmerzfrei bewegen.

Bei einigen Patienten mit Schmerzen in einer Schulter führte ich das gleiche Verfahren durch. Zu Beginn des Komprimierens / Drückens der unangenehmen Stellen am Oberarm begann das Brennen und beim Entfernen des Fingers löste es sich wieder auf. Dieses wandte ich an mehreren Stellen am Oberarm, kurz unter dem Schulterdach, an und hielt den Druck für circa 15 bis 20 Sekunden.

Bei etwa der Hälfte aller behandelten Personen, die noch kein neues Schultergelenk hatten, war nach der Behandlung eine sofortige Verbesserung zu verzeichnen. Die Bewegungen wurden nun schmerzfreier oder sogar ganz schmerzfrei durchgeführt.

Versuchen Sie es doch bitte bei sich selber. Wenn die linke Schulter beim Bewegen schmerzt, nehmen Sie einen Finger der rechten Hand und drücken für circa 15-20 Sekunden dicht unter dem linken Schulterdach auf einen schmerzenden Punkt am Oberarm. Lösen Sie den Druck und suchen Sie eine weitere Stelle, die schmerzt. Führen Sie die Anwendung dort genauso durch. Wenn Sie alle Stellen abgearbeitet haben, bewegen Sie ihren rechten Arm langsam in alle möglichen Richtungen. Vielleicht wirkt es bei Ihnen auch positiv wie bei mir und vielen anderen Patienten.

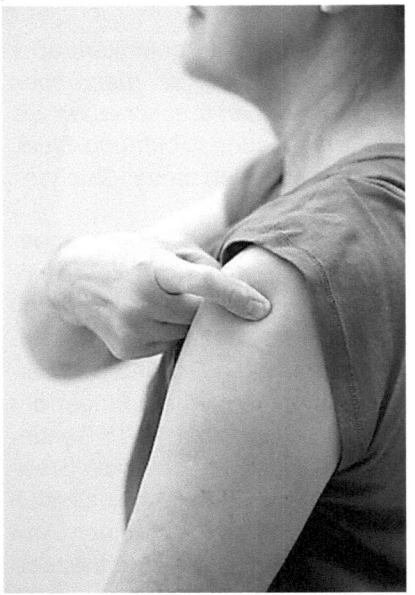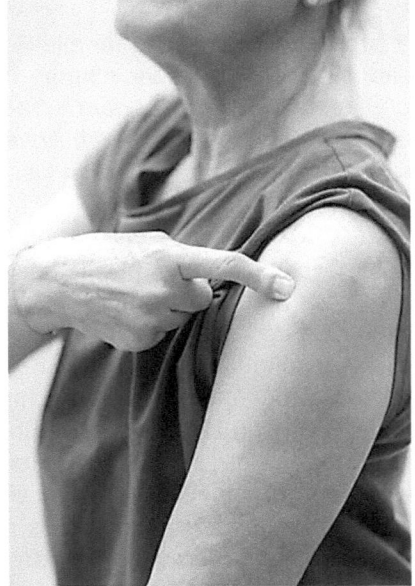

Leider habe ich keine Erklärung für dieses Phänomen der positiven Wirkungsweise.

Warum komprimiere ich kurz Stellen (Sehnen / Muskeln) im Oberarm dicht unter dem Schulterdach und die Schmerzen sind beim anschließenden Bewegen des Armes oft geringer oder sogar ganz weg? Vielleicht erforscht einmal jemand diesen Effekt und findet eine schlüssige Begründung dafür.

Bitte dazu auch die Übungen aus Kapitel *17 Mobilisierung der Schulterblätter* durchführen.

18.1 Aufgerichtetes Sitzen und Arme heben

Eine Patientin beklagte einmal Schmerzen in den Schultergelenken beim Bewegen ihrer Arme. Ihre Körperhaltung zeigte einen Rundrücken beim Sitzen und Stehen. Sobald Sie die anschließende Übung einmal durchführen, erkennen Sie, wie Sie sitzen.

Wenn Sie Ihre Arme vor dem Körper über 90 Grad emporheben und dabei Schmerzen in den Schultergelenken haben, achten Sie bitte auf Ihren Rumpf. In welcher Position befindet er sich? Haben Sie einen Rundrücken? Sitzen Sie aufrecht und aufgerichtet?

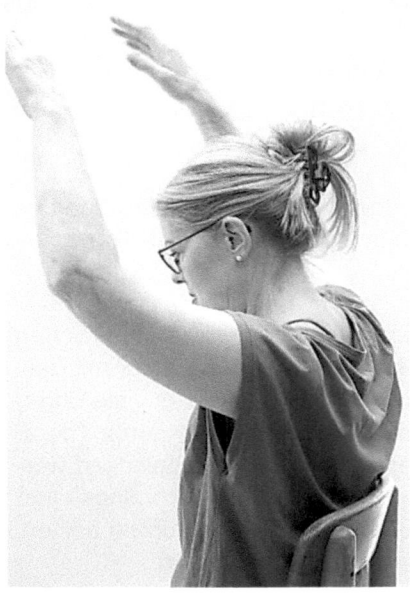

Begeben Sie sich in eine Sitzposition mit einem Rundrücken. Versuchen Sie Ihre Arme vor und seitlich vom Körper höher als 90 Grad zu heben. Achten Sie bitte darauf, wie hoch Sie Ihre Hände auf jeder Seite tatsächlich anheben können.

Setzen Sie sich nun in aufgerichteter Haltung auf einen Stuhl. Pressen Sie bitte Ihr Becken mit festem Druck an die Rückenlehne und lehnen sich an. Ziehen Sie dabei Ihren Bauchnabel 0,5 cm ein (wenn es Ihr Körper nicht schon selbst erledigt). Führen Sie nun noch einmal die Arme nach vorn und seitlich so hoch Sie kommen. Achten Sie jetzt darauf, wie hoch Sie Ihre Hände heben können. Bewegen Sie Ihre Arme nun höher als mit einem Rundrücken? Sind die Einschränkungen der Bewegungen noch genauso vorhanden? Schmerzen die Schultergelenke beim Anheben noch genauso oder sind die Beschwerden jetzt geringer geworden?

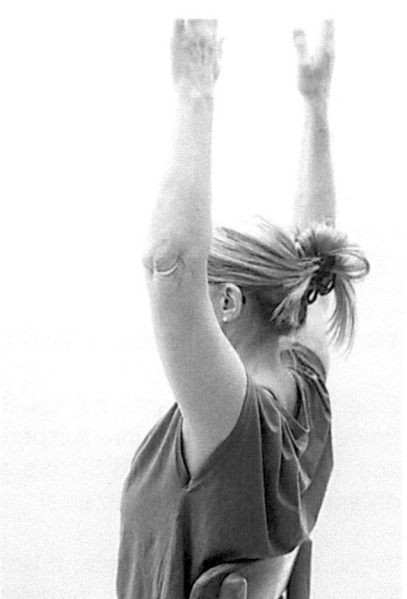

18.2 Bewegungseinschränkungen / Arthrose in der Schulter durch Bewegungsmangel oder durch Tragen einer Orthese

Was geschieht eigentlich mit einem Schultergelenk, wenn durch Schmerzen ein Arm immer weniger bewegt wird beziehungsweise durch das Tragen einer Orthese sogar stillgelegt wird?

Ich habe festgestellt, dass sich alle Muskeln verkürzen, die den seitlichen Rumpf, die Schulterblätter sowie die Rücken- und Brustmuskulatur mit dem Oberarm verbinden. Ärzte und Therapeuten wissen, dass dies viele unterschiedliche Muskeln sind. Diese betreffende Muskulatur sollte durch Therapeuten passiv mit wirkungsvollen Techniken aufgedehnt und gelockert werden. Ferner zeigen die Therapeuten den Patienten auch Dehnungs- und Bewegungsübungen, die Sie daheim mehrfach täglich durchführen sollten, um die Beweglichkeit der Schultergelenke weiter zu verbessern.

Vielleicht kann durch diese unterschiedlich beschriebenen Behandlungsansätze und Einwirkungen auf ein Schultergelenk eine Operation aufgeschoben oder sogar vermieden werden.

18.3 Bewegungseinschränkungen / Arthrose durch Überanstrengung, einer Schulterverletzung oder einem neuen Schultergelenk

Und was geschieht mit einem Arm, der durch Überanstrengung oder eine Verletzung am / im Schultergelenk beziehungsweise eine Schulter-TEP (Totalendoprothese = künstliches Gelenk) und durch das anschließende Tragen einer Orthese nach einer Schulteroperation eingeschränkt oder ruhiggestellt wird?

Natürlich das Gleiche wie im vorher beschriebenen Fall. Die betreffende Muskulatur am Rumpf und am Unterarm sollte durch Therapeuten sehr vorsichtig manuell gelockert und aufgedehnt werden. Nach einer Schulteroperation sollte in dem Gelenkbereich immer behutsam behandelt werden.

Bei einer invers eingesetzten Schulterprothese müssen alle Therapeuten besonders vorsichtig und passiv arbeiten. Denn dies ist eine besondere Form des Schultergelenkes. In einem normalen Schultergelenk befindet sich die Gelenkpfanne am Körper und der Gelenkkopf am Oberarm. Bei einem inversen Schultergelenk sitzt der Gelenkkopf am Körper und die Gelenkpfanne am Oberarm. Hierbei dürfen die Therapeuten die ersten sechs Wochen nur sehr minimalistisch auf das Gelenk einwirken. Mit der Verbesserung der Beweglichkeit und dem Aufbau der betreffenden Muskulatur darf auch erst sechs Wochen nach der Schulteroperation vorsichtig begonnen werden.

19 Nächtliche Schmerzen in den Schultergelenken

Was geschieht mit den Schultergelenken, wenn Sie sich zum Schlafen auf eine Körperseite legen?

Das ganze Gewicht Ihres Oberkörpers drückt auf das Schultergelenk, wodurch das Gelenk an den Rumpf gepresst wird. Das bedeutet, dass das Schlüsselbein, das Schulterdach, das Schulterblatt und der Oberarm intensiv zusammengedrückt werden. Gleichzeitig wird aber auch die gesamte Schulter-Nacken-, Brust- und Rückenmuskulatur, sowie Sehnen, Blutgefäße, Lymph- und Nervenbahnen auf der betreffenden Seite komprimiert. Das heißt, Sie schieben das ganze knöcherne Konstrukt an den Rumpf, wodurch die Weichteile zusammengedrückt werden. Das kann zu intensiven Verspannungen, Störungen in der Durchblutung, auch zu Nervenirritationen, wie Kribbeln oder Taubheit im ganzen Arm oder Teilbereichen, wie beispielsweise den Fingern, führen. Durch diese Komprimierung des lateralen Oberarmkopfes, also durch den permanenten Druck auf den äußeren Oberarmkopf, kommt es dort zu Schmerzen

Dazu möchte ich das Ehepaar Bobath erwähnen. Denn ich lernte einiges über das Ehepaar während meiner Ausbildung zur Ergotherapeutin. Frau Bobath war Krankenschwester und Herr Bobath war Physiker. Sie haben gemeinsam das Konzept der natürlichen Bewegung entwickelt. Dann versuchten sie unphysiologische Haltungen und spastische Aktivitäten dem Normalbild anzugleichen. Ein Beispiel: Sie nahmen eine Person, die nach einem Schlaganfall auf einer Körperhälfte einen wesentlich erhöhten Muskeltonus (Muskelaktivität, Spastik) aufwies. Im Bein und den Fingern war eine Streck-, im Arm eine Beugespastik und in der Taille eine leichte Flexion vorhanden. Herr Bobath berechnete eine Schlafposition, bei der sich fast alle Muskeln am Körper entspannten. Ich beschreibe diese Lage und bitte versuchen Sie, diese Position auf dem Bett liegend einmal auszuprobieren. Ich mache mit dieser Schlafposition gute Erfahrungen.

Es gibt zum Bobath-Konzept einige Bücher von unterschiedlichen Autorinnen und Autoren wie beispielsweise:
- Praxis des Bobath-Konzepts von Michaela Friedhoff und Daniela Schieberle
- Bobath-Konzept in der Pflege von Birgit Dammshäuser
- Therapiekonzepte in der Physiotherapie von Hille Viebrock und Barbara Forst

Achtung: Wenn Sie einen oder mehrere Bandscheibenvorfälle in der Hals-, Brust- oder Lendenwirbelsäule haben, sollten Sie die nächste Übung sehr vorsichtig durchführen und immer auf Ihren Körper achten. Sofern es unangenehm für Sie wird, lösen Sie bitte sofort diese Position oder verharren in dieser nur leicht unangenehmen Stellung. In den nächsten drei Minuten sollte es besser werden. Denn die Muskulatur, nahe oder direkt an der gesamten Wirbelsäule, ist verspannt und verhärtet. Lassen Sie den Muskeln Zeit sich in der liegenden Position zu entspannen. Denn Sie wissen ja – die Muskulatur wehrt sich circa 45 Sekunden und danach geht sie erst in den Entspannungsmodus über.

Wir haben alle eine Lieblingsposition, in der wir gern einschlafen. Nehmen wir einmal an, bei Ihnen ist es die rechte Körperhälfte. Legen Sie sich wie immer auf die rechte Seite auf Ihr Bett. Schieben Sie bitte Ihren rechten Arm und das rechte Schultergelenk so weit vor, dass Sie mit Ihrem Oberkörper nun auf Ihrem rechten Schulterblatt liegen. Den rechten Arm können Sie lang auf Ihr Bett oder angewinkelt an Ihren Körper legen. Der linke Arm liegt entweder lang auf Ihrem Körper oder Sie legen Ihre linke Hand auf Ihre Taille. Ihr Oberarm verlagert sich nach hinten und Sie dehnen gleichzeitig Ihren

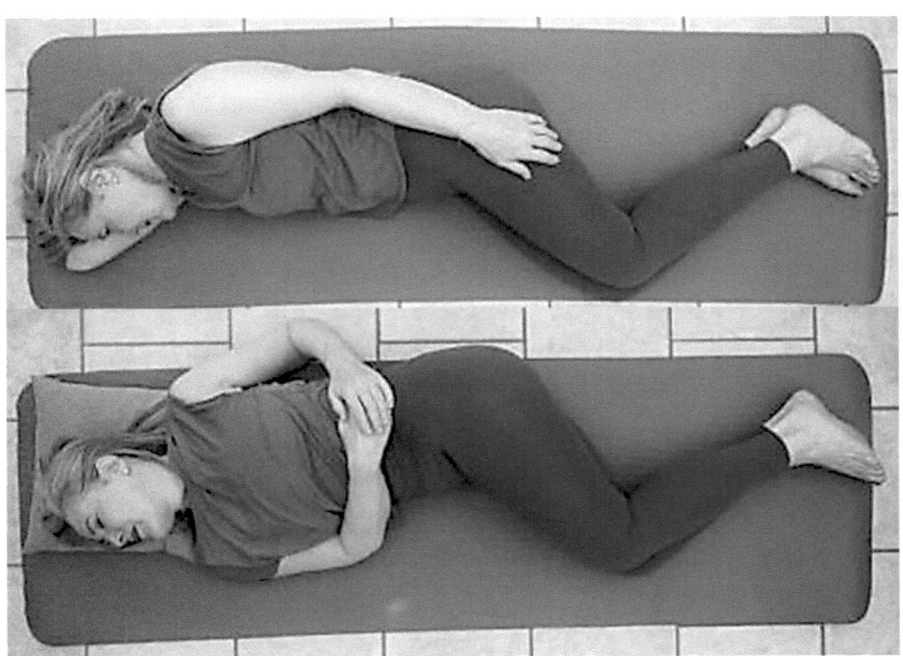

linken Brustmuskel. Ihr Unterkörper liegt vorerst weiterhin auf Ihrem rechten Hüftgelenk.

Jetzt können Sie vielleicht ein leichtes Ziehen an der rechten oder an beiden Seiten der Wirbelsäule in Höhe der Brust- und Lendenwirbelsäule verspüren. Auch wenn Sie keinen Bandscheibenvorfall oder eine Skoliose haben, ist das normal. Bei verspannten Muskeln am Oberkörper kann auch ein intensiveres Ziehen auftreten. Verbleiben Sie bitte zwei Minuten in dieser Position und geben Sie Ihrer Muskulatur Zeit sich zu lockern.

Wer einen oder mehrere Bandscheibenvorfälle in der Brustwirbelsäule hat, sollte diese Liegeposition vorsichtig, langsam und schrittweise einnehmen. Achten Sie bitte immer auf Ihren Körper, sodass es nicht zu unangenehm wird. Wenn doch, dann hören Sie mit der Durchführung bitte sofort auf, lösen sich aus dieser Lage und begeben sich in eine angenehmere Position.

Achten Sie auf Ihren Schulter-Nacken-Bereich. Dort sind die Muskeln jetzt sehr entspannt.

Wenn Sie sich an diese Lage gewöhnt haben, strecken Sie bitte Ihr unten liegendes Bein und Ihr oberes wird angewinkelt vor das rechte gelegt. Nun kann es wieder leicht an verschiedenen Stellen im unteren Oberkörper ziehen, denn Sie haben jetzt eine leichte Rotation mit Ihrem Rumpf vollzogen. Bei Ihnen befinden sich nämlich die rechte Schulter und die linke Hüfte in einer vorgeschobenen Position.

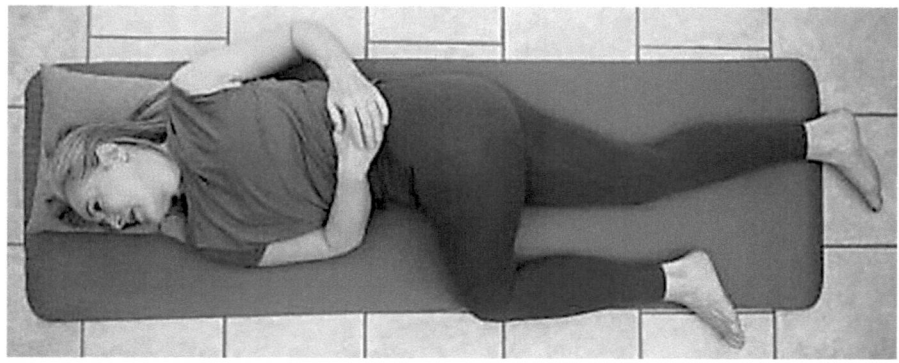

Nach etwa drei Minuten sollte das Ziehen am Rücken durch entspannte Muskeln weniger oder nicht mehr vorhanden sein. Jetzt sind fast alle Muskeln an Ihrem Körper entspannt und locker. Bleiben Sie einige Minuten so liegen und genießen die Entspannung. Ist bei Ihnen das Ziehen noch vorhanden beziehungsweise hat noch keine Entspannung eingesetzt? Dann lösen Sie bitte diese Position etwas, indem Sie das obere Bein auf das untere legen oder diese Lage komplett verlassen.

Drehen Sie sich auf die linke Körperhälfte und führen jeden einzelnen Schritt wie anfänglich beschrieben nur seitenverkehrt durch. Lassen Sie sich dabei Zeit und achten Sie wieder auf vorhandene Bandscheibenvorfälle oder eine Skoliose, wie oben beschrieben. Denn die Übung soll Ihnen helfen und nicht Ihre vorhandenen Schmerzen noch verstärken.

Achten Sie bitte darauf, dass Ihr Kissen etwas flacher ausfällt. Wenn es zu dick ist, knickt Ihre Halswirbelsäule nachts ab und es können wieder Schmerzen im Nackenbereich auftreten.

Diese Schlafposition habe ich bereits mit vielen Patienten, Arbeitskollegen und Freunden eingeübt. Von über 90% der Personen habe ich positive Rückmeldungen erhalten.

20 Schmerzen in den Fingergelenken (Polyneuropathie / Arthrose / Rheuma)

Während meiner Tätigkeit als Ergotherapeutin behandele ich täglich Patienten aus den orthopädischen und neurologischen Bereichen. Sie haben unter anderem teilweise unterschiedlich stark deformierte Fingergelenke. Aber ein Symptom tritt bei allen diesen Klienten auf. Nämlich Schmerzen in den Fingergelenken beim Bewegen der Hände.

Wenn ich mir die jeweilige individuelle Lebens-, Arbeits- und Krankheitsgeschichte erzählen lasse, stellt sich bei allen ein eindeutiges Merkmal heraus. Alle weisen eine starke Beanspruchung ihrer Hände auf.

Ich erinnere mich zum Beispiel an eine alleinerziehende Mutter (Anfang 30) mit zwei Kindern. In der Familie lebten noch zwei Hunde, die sie mehrmals am Tag ausführte. Oft ging sie bereits morgens um fünf Uhr mit den Hunden raus. Wieder daheim weckte sie ihre Kinder, bereitete Frühstück und die Schulbrote vor und half teilweise noch beim Anziehen. Wenn die Kinder in der Schule und im Kindergarten waren, arbeitete sie vormittags in einem Seniorenzentrum als Pflegehelferin.

Ich habe während meiner Ausbildung zur Ergotherapeutin ein vierwöchiges Praktikum in einer stationären Reha-Klinik als Pflegekraft absolviert und habe einen Einblick in die Aufgaben einer Pflegehilfskraft bekommen.

Während ihrer Ausführungen analysierte ich die Aufgaben der Patientin. Sie setzt ihre Hände nicht nur bei den oben beschriebenen Tätigkeiten ein, sondern zum Beispiel auch beim Kochen, Abwaschen, Basteln mit ihren Kindern, Wäsche waschen und aufhängen. Aber auch, wenn sie im Seniorenzentrum beispielsweise die Bewohner im Bett dreht und wäscht, aufrichtet, sie mit einem Hosenschutz versieht, Bekleidung an- oder auszieht sowie beim Transfer von der Bettkante in einen Rollstuhl, vom Rollstuhl auf die Toilette und retour. Im Grunde genommen hat sie ein sehr breites Wirkungsprofil, in welchem sie ihre Hände sehr intensiv zum Greifen, Fassen und Halten einsetzen muss.

Sie konnte beim Händedruck nur sehr wenig Kraft einsetzten und die Durchführung eines kompletten Faustschlusses war ihr nicht möglich. Als ich die Unterarme der Patientin mit leichtem Druck berührte, zuckte ihr ganzer Körper zusammen.

Es war und ist für mich kein Wunder, dass sich die Muskulatur zum Greifen und Schließen der Finger durch Überbelastung verkürzt und / oder verhärtet.

Das endgradige Beugen und Strecken der Finger gelingt nur, wenn die betreffende Muskulatur locker und das Verhältnis zwischen Spieler und Gegenspieler ausgeglichen ist. Das bedeutet beim Greifen, dass die Muskeln zum Beugen der Finger sich komplett zusammenziehen und gleichzeitig die Muskulatur im Unterarm auf der Handrückenseite locker sein muss, um sich weit genug zu dehnen, damit ein Faustschluss überhaupt möglich ist. Aber bei ihr waren die Fingerstreck- und Fingerbeugemuskeln durch Überbelastungen total verhärtet.

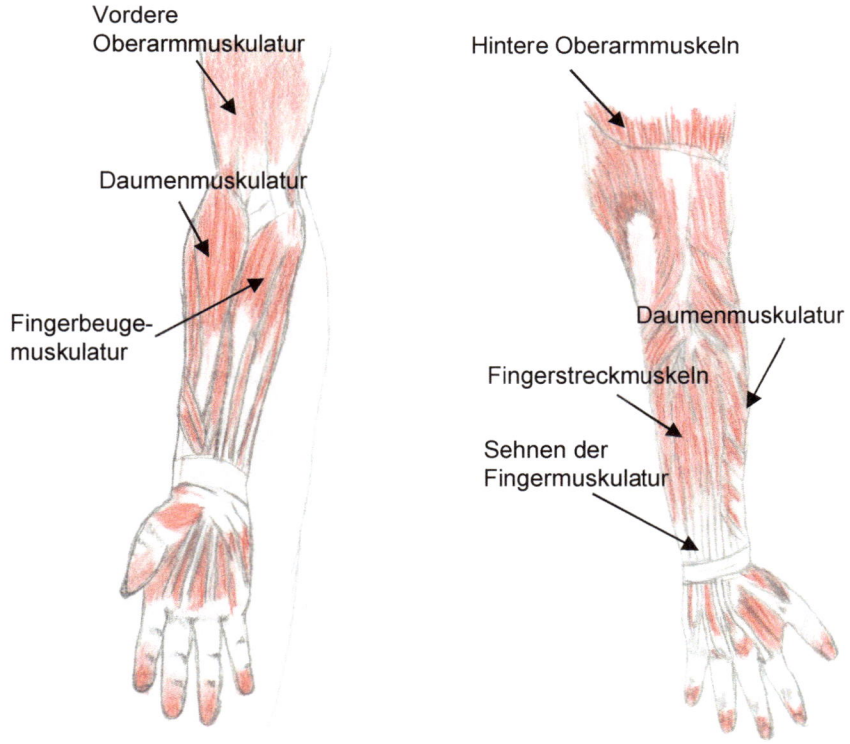

Rechter Arm und Handinnenfläche 18.3.1

Rechter Arm und Handrücken 18.3.2

Dazu möchte ich Ihnen kurz den Aufbau der Finger und die Lage der zugehörigen Muskulatur erklären. Wir haben in den Fingern keine Muskeln. Auf der Handinnenseite haben wir eine sichtbare Leder- und eine nicht sichtbare Unterhaut sowie etwas Fettgewebe. Auf der Handrückenseite befindet sich eine dünne Außen- und Innenhaut. Auf beiden Seiten der Fingerknochen befinden sich Sehnen, Sehnenscheiden, Ringbänder, Blutgefäße, Nerven- und Lymphbahnen. Dann sind unsere Finger leider ausgefüllt. Die Muskeln zum Beugen und Strecken der Finger befinden sich in unseren Unterarmen. (Siehe dazu die Zeichnungen auf Seite 71).

Legen Sie doch bitte einmal die Finger der rechten Hand ganz locker und ohne Druck auf den linken Unterarm, kurz unterhalb der Armbeuge auf der Innenseite Ihrer Handfläche. Beobachten und fühlen Sie nun, was im linken Unterarm geschieht, wenn Sie mit der linken Hand eine Faust machen. Sie spüren mit den Fingern der rechten Hand die Druckveränderungen im linken Unterarm. Denn die Muskulatur auf der Innenseite im Unterarm verkürzt sich durch das Zusammenziehen. Dabei werden die Fingersehnen an den Muskelenden nahe dem Handgelenk etwas in den Unterarm gezogen und die Finger beginnen sich zu beugen. Je intensiver sich die Muskeln zusammenziehen, umso fester wird die Hand zu einer Faust geschlossen.

Legen Sie nun bitte die Finger der rechten Hand ganz locker und ohne Druck auf die Außenseite des linken Unterarms kurz unterhalb des Ellenbogenknochens. Wenn Sie nun die Finger der rechten Hand endgradig (also intensiv) strecken, spüren Sie wieder die Druckveränderungen im linken Unterarm und an den Fingern der rechten Hand.

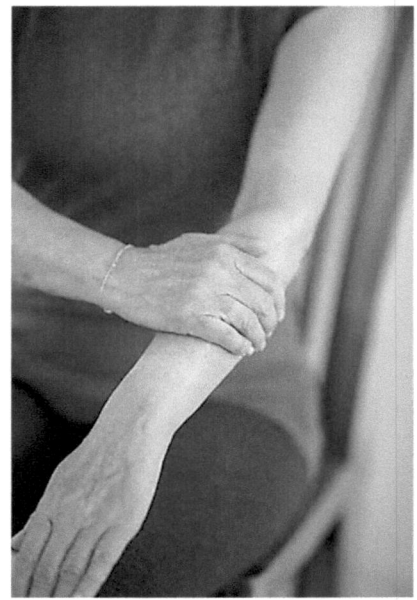

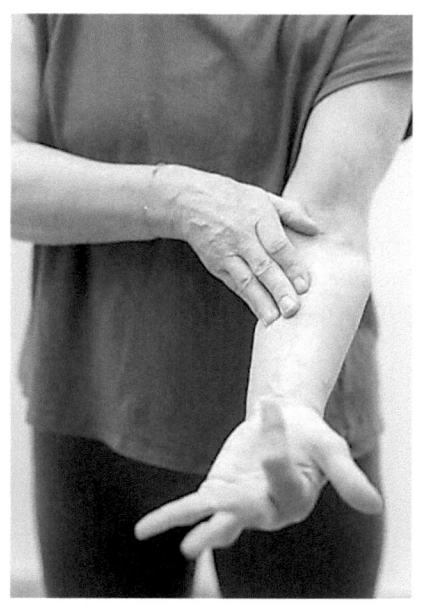

Sie können auch beispielsweise die rechte oder linke Hand, wie auf dem nebenstehenden Bild gezeigt, auf die Handinnenseite am oberen Unterarm legen. Nun beugen und strecken Sie die Finger mehrmals nacheinander mit dem Zeigefinger beginnend bis zum kleinen Finger. Sie fühlen durch die Druckveränderung wie sich der jeweilige aktive Muskel des betreffenden Fingers im Unterarm zusammenzieht. Die Sehne des betreffenden Fingers wird etwas in den Unterarm gezogen und der Finger bewegt sich. Ist das nicht hervorragend, dieses zu spüren und zu erfühlen!?

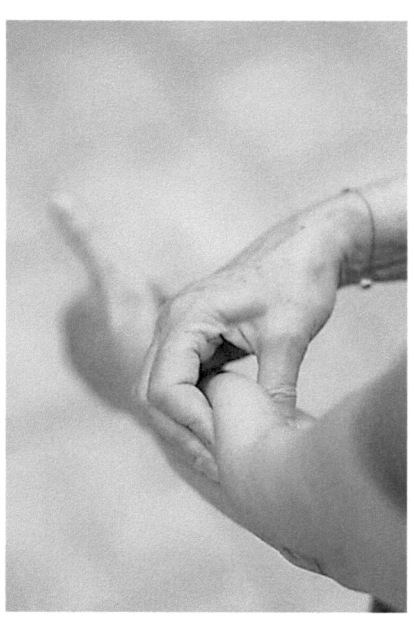

Halten Sie Ihre linke Hand hochkant und greifen mit der rechten Hand herzhaft in die Unterarmmuskeln kurz unterhalb der Ellenbeuge. Bitte achten Sie darauf, dass Sie dort nicht nur die Haut zusammendrücken. Nun spreizen Sie den Daumen der linken Hand intensiv ab. Spüren Sie jetzt eine Druckveränderung oder ein intensives Ziehen zwischen Ihren Fingern im Unterarm? Diese langen Muskeln gehören alle zum Daumen.

Im vormals beschriebenen Fall (auf Seite 70) habe ich die Verhärtungen in der Muskulatur auf der Innen- und Außenseite beider Unterarme erst einmal passiv, durch gezielte Behandlungsmethoden, aufgedehnt.

Danach haben wir Übungen zur Dehnung der Fingerbeuge- und -streckmuskulatur besprochen und durchgeführt.

Diese Übungen möchte ich Ihnen gern beschreiben. Auch wenn Sie Schmerzen in den Fingergelenken haben, führen Sie diese Übungen bitte unter Berücksichtigung der 60-Sekunden-Regelung mehrmals am Tag durch.

20.1 Dehnübungen für die Finger-Beuge-Muskulatur

Achtung: Diese Übung bei Verletzungen am Unterarm, Handgelenk oder der Hand / den Fingern nicht oder nur bedingt durchführen. Bitte vermeiden Sie dabei das Arbeiten „dicht an" oder „über" Ihre persönliche Schmerzgrenze.

Bevor Sie diese Übung durchführen, öffnen und schließen Sie bitte beide Hände langsam und gleichzeitig. Führen Sie diese Bewegungen endgradig aus, also bis zur maximalen Streckung und Beugung der Finger. Vergleichen Sie dabei die Ausführungen beider Hände miteinander. Fühlt es sich gleich an oder lässt sich eine Hand leichter bewegen (öffnen / schließen)? Speichern sie diese Bewegungsmuster ab, denn am Ende der Dehnübungen mit einer Hand vergleichen Sie diese Aktivitäten wieder.

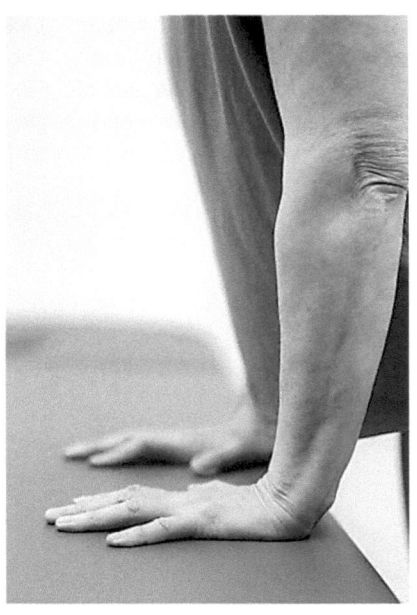

Sofern Sie einen Tisch parat haben, stellen Sie sich bitte davor. Legen Sie die Hände mit der Handinnenfläche auf den Tisch und strecken die Arme. Die Fingerspitzen zeigen von Ihrem Körper weg. Nun bringen Sie Ihren Oberkörper in Richtung Hände nach vorne. Wenn es in der Muskulatur im Unterarm oder im Handgelenk unangenehm zieht, stoppen Sie mit Ihrem Oberkörper und halten diese Stellung für 60 Sekunden. Bewegen Sie danach Ihre Finger und wiederholen diese Dehnung noch einige Male. Sie sollten Ihre Finger jetzt mehrere Male bewegen (endgradig strecken und beugen), damit diese wieder korrekt einzusetzen sind.

Bitte dehnen Sie Ihre Fingerbeugemuskulatur lieber drei bis fünf Mal für 60 Sekunden als einmal für drei Minuten. Denn beim Dehnen der Muskeln von mehr als 60 Sekunden, wird die Muskulatur zu intensiv in die Länge gezogen. Dann müssen Sie Ihre Finger für ca. ¾ der Dehnungszeit bewegen, damit die Muskeln wieder normal arbeiten.

Die Handwurzelknochen wurden durch die einseitige Beugung eventuell leicht verschoben und werden durch das Vor- und Zurückschütteln wieder in ihre richtige Position gebracht.

Jetzt strecken und beugen Sie bitte mehrfach Ihre Finger. Es kommt wieder darauf an, dass alle Bewegungen endgradig durchführen werden, damit das volle Aktivitätsausmaß erreicht wird.

Nach einigen Wiederholungen merken Sie, dass sich nun Ihre Faust durch die gedehnte Muskulatur leichter öffnen lässt.

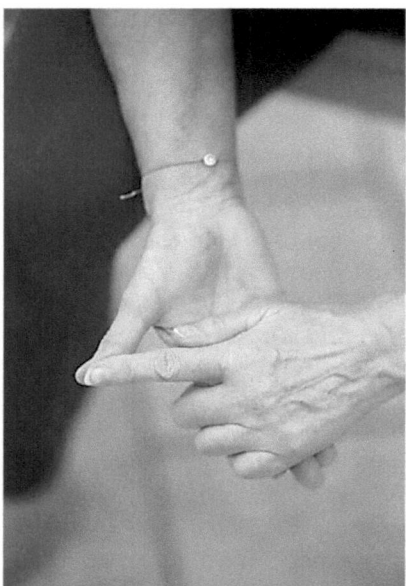

Wenn Sie diese Dehnübungen ohne einen Tisch durchführen möchten, setzen Sie sich auf einen Stuhl und öffnen Ihre Kniegelenke leicht. Legen Sie Ihre Unterarme auf Ihre Oberschenkel. Die rechte Innenfläche zeigt nach oben. Die linke Handfläche legen Sie auf die Finger der rechten Hand. Der linke Zeigefinger berührt die rechte Daumenspitze.

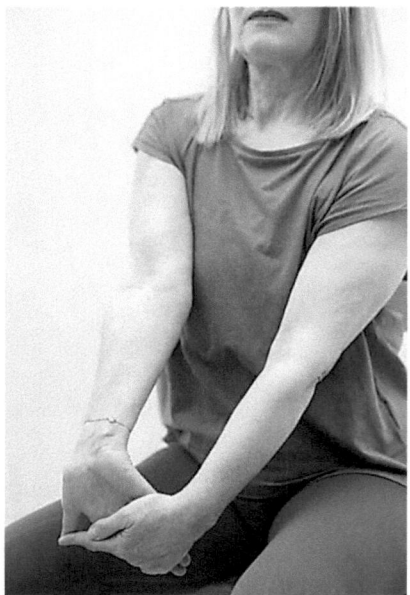

Nun strecken Sie Ihre Arme schräg nach unten lang aus und drücken die Handinnenfläche der rechten Hand in Richtung Körper. Sie spüren jetzt ein teilweise intensives Ziehen im Handgelenk und im Unterarm bis zum Ellenbogen. Halten Sie diese Position für 60 Sekunden. Lösen Sie Ihre Hände. Lassen Sie die rechte Hand rechts neben Ihrem Körper hängen und schütteln mehrfach Ihr lockeres Handgelenk vor und zurück.

20.2 Dehnübungen für die Finger-Streck-Muskulatur

Achtung: Diese Übung bei Verletzungen am Unterarm, Handgelenk oder der Hand / den Fingern nicht oder nur bedingt durchführen. Bitte vermeiden Sie dabei das Arbeiten „dicht an" oder „über" Ihre persönliche Schmerzgrenze.

Bevor Sie diese Übung durchführen, öffnen und schließen Sie bitte beide Hände gleichzeitig. Führen Sie diese Bewegungen endgradig aus (intensive Streckung und Beugung der Finger) und vergleichen Sie beide Hände miteinander. Fühlen sich beide Hände gleich an oder lässt sich eine Hand leichter als die andere bewegen? Speichern Sie diese Bewegungsmuster ab, denn am Ende der Dehnübungen einer Hand vergleichen Sie diese Aktivitäten wieder.

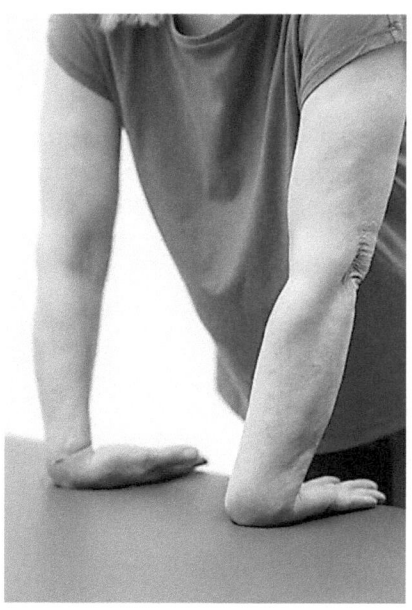

Wenn Sie einen Tisch parat haben, stellen Sie sich bitte davor. Legen Sie die Hände mit dem Handrücken auf den Tisch und versuchen Sie die Arme in eine leichte Streckung zu bekommen. Wenn Sie die Beugung in den Handgelenken nicht so weit durchführen können, ist das ok.

Die Fingerspitzen zeigen zu Ihrem Körper. Nun bewegen Sie Ihren Oberkörper rückwärts von Ihren Händen weg. Wenn es im Handgelenk oder in der Muskulatur unangenehm zu ziehen beginnt, stoppen Sie mit Ihrem Oberkörper und halten diese Stellung für 60 Sekunden.

Danach schüttelt Sie Ihre Handgelenke vor und zurück bewegend aus. Denn während dieser Dehnung verschieben sich die Handwurzelknochen und während des Vor- und Zurückschüttelns rutschen sie wieder in ihre physiologisch richtige Position. Bewegen Sie danach Ihre Finger, indem Sie die Hände endgradig öffnen und wieder schließen. Wiederholen Sie diese Dehnungs-, Schüttel- und Bewegungsübungen noch einige Male, um eine dauerhafte Schmerzlinderung oder sogar Schmerzfreiheit zu erzielen.

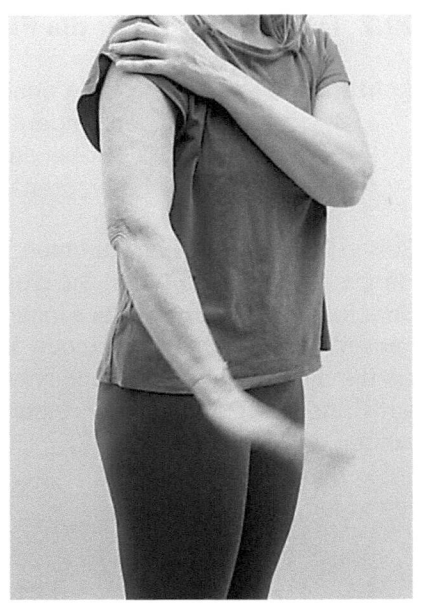

Bitte dehnen Sie Ihre Fingerstreckmuskulatur lieber drei bis fünf Mal für 60 Sekunden als beispielsweise einmal für drei Minuten. Denn beim Dehnen der Muskeln von mehreren Minuten wird die Muskulatur zu intensiv in die Länge gezogen. Danach müssen Sie Ihre Finger mehrere Minuten bewegen, damit diese ihre gewohnten Funktionen wieder übernehmen und korrekt eingesetzt werden können.

Wenn Sie diese Dehnübungen ohne einen Tisch durchführen möchten, setzen Sie sich auf einen Stuhl und öffnen Ihre Kniegelenke leicht. Legen Sie Ihre Unterarme auf Ihre Oberschenkel. Die Hände lassen Sie zwischen Ihren Kniegelenken locker hängen, wobei die linke Innenfläche auf dem rechten Handrücken liegt.

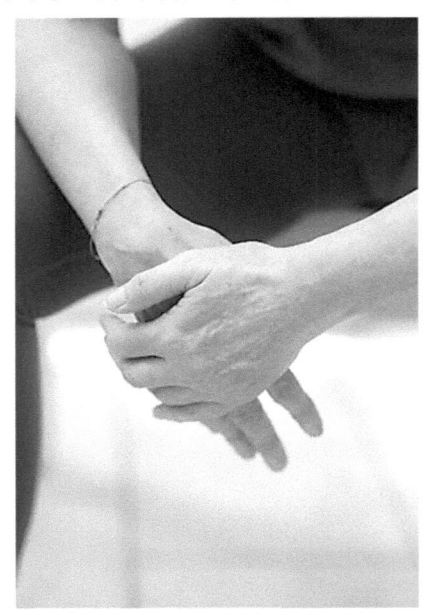

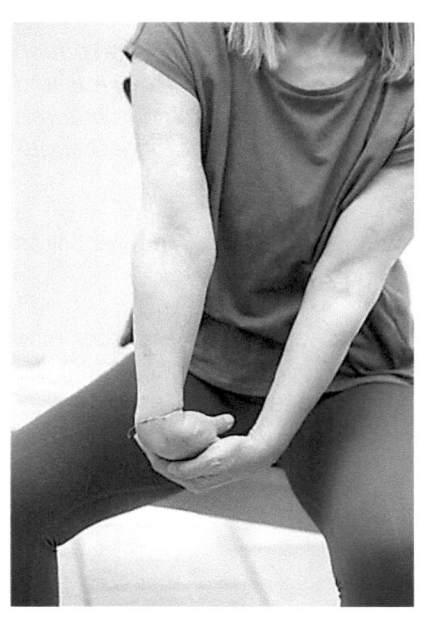

Nun strecken Sie Ihre Arme schräg nach unten lang aus und drücken den Handrücken der rechten Hand in Richtung Körper. Wenn sich bei Ihnen das Handgelenk nicht so weit beugen lässt, ist das auch in Ordnung, weil die Fingerstreckmuskeln zu kurz sind. Sie spüren jetzt ein teilweise intensives Ziehen im Handgelenk, sowie im Unterarm bis zum Ellenbogen. Halten Sie diese Position 60 Sekunden. Lösen Sie Ihre Hände. Lassen die rechte Hand rechts neben Ihrem Körper hängen und schütteln mehrfach Ihr lockeres Handgelenk vor und zurück.

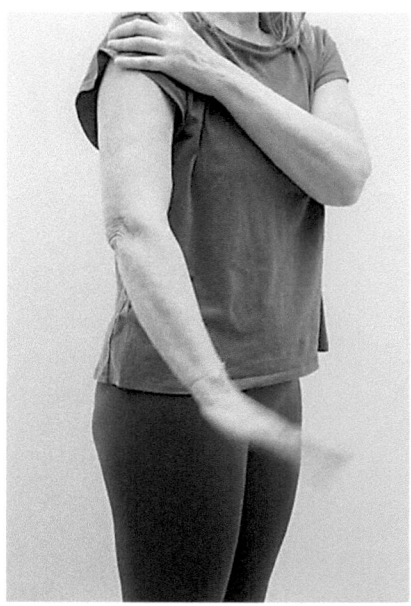

Die Handwurzelknochen wurden auch hierbei durch das einseitige Beugen des Handgelenkes leicht verschoben und das Vor- und Zurückschütteln bringt sie wieder in ihre richtigen Positionen.

Jetzt strecken und beugen Sie mehrfach Ihre Finger. Es ist wichtig, dass alle Bewegungen endgradig durchgeführt werden, damit das volle Aktivitätsausmaß ausgeschöpft wird. Nach einigen Wiederholungen merken Sie, dass sich Ihre Finger der rechten Hand jetzt leichter zu einer Faust schließen lassen.

Bewegen Sie nun wieder beide Hände gleichzeitig zu einer Faust und öffnen diese wieder. Führen Sie auch diese Bewegungen wieder endgradig aus und vergleichen, ob sich diese Aktivitäten mit beiden Händen gleich durchführen lässt. Oder lässt sich Ihre rechte Hand nach dem Dehnen der Fingerbeuge- und -Streckmuskulatur jetzt leichter schließen und öffnen?

Wenn es Ihnen geholfen hat, dehnen Sie doch bitte die Muskeln Ihrer linken Hand genauso wie für die rechte Hand beschrieben.

Diese Dehnübungen können Sie mehrmals am Tag durchführen. Aber bitte nach 60 Sekunden die Dehnung lösen und die Finger bewegen, damit die Muskeln diese Lockerung abspeichern und beibehalten.

21 Der Tennisarm / Tennisellenbogen

Der Tennisarm bezeichnet Schmerzen am Ellenbogen auf der Handrücken-seite. An der schmerzenden Stelle befindet sich die Verbindung zwischen dem Außenknöchel am unteren Oberarm und der Muskulatur zum Strecken der Finger.

Vorrangig habe ich einen sogenannten Tennisarm bei Personen beobachtet, die viel mit den Fingern arbeiten wie beispielsweise (Physio-) Therapeuten, aber auch beim Arbeiten am PC (Mouse oder Tastatur), bei Handwerkern, die zum Beispiel mit dem gestreckten Zeigefinger einen Schraubendreher stabilisieren.

Ich denke, ein Tennisarm kann sich durch immer wiederkehrende, einseitige und / oder stereotype Bewegungen der Finger entwickeln.

Wer zum Beispiel rechts am Ellenbogen unter einem sogenannten „Tennis-arm" leidet, der drücke die Fingerspitzen der linken Hand mit etwas Kraft auf die Muskulatur kurz unterhalb des schmerzenden rechten Gelenkes. Nun ziehen Sie die Fingerspitzen der linken Hand langsam in Richtung Handrü-cken. Wenn dieser Druck an einigen Stellen unangenehm ist, befinden sich dort Verhärtungen in den Fingerstreckmuskeln. Wie bereits in einigen Kapi-teln beschrieben, schränken diese harten Stellen in den Muskelfasern diese komplette Muskulatur in ihrer Beweglichkeit ein. Wenn sich die Fingerstreck-muskeln inklusive der verhärteten Stellen durch Anspannung verkürzen oder sich durch Beugung der Finger dehnen müssen, spüren Sie ein sehr unan-genehmes Ziehen, Brennen oder Stechen an der starren Knochen- Sehnen-Verbindungen am Außenknöchel des Ellenbogens.

Diese Verhärtungen können Sie entfernen, in dem Sie mit dem Daumen oder Zeige- und Mittelfinger so lange auf die unangenehmen Stellen drücken, bis Sie nur noch den Druck Ihres / Ihrer Finger spüren. Andernfalls dehnen Sie die Fingerstreckmuskulatur mehrmals täglich für 60 Sekunden und über mehrere Tage. Damit erzielen Sie dauerhaft einen positiven Effekt und der schmerzende Tennisarm tritt nicht so schnell wieder auf.

Zum Dehnen der Finger-Streck-Muskeln beachten Sie bitte das **Kapitel 20.2.. *Dehnübungen für die Finger-Streck-Muskulatur***

22 Der Golferarm / Golferellenbogen

Der Golfer-Arm bezeichnet Schmerzen am Ellenbogen auf der Handinnen-seite. An der schmerzenden Stelle befindet sich die Verbindung vom Innen-knöchel am unteren Oberarm und der Muskulatur zum Beugen der Finger.

Einen Golferarm habe ich vermehrt bei Personen beobachtet, die oft, lange und / oder mit viel Kraft einen Gegenstand oder eine Last halten, ziehen, greifen, heben oder tragen müssen. Aber auch beim Arbeiten an einer Maus oder Tastatur kann sich durch fortwährende kleine und feine Bewegungen der Finger ein Golfer-Arm entwickeln.

Teilweise entstehen auch Schmerzen im Ellenbogen, wenn der Unterarm für längere Zeit auf der Tischfläche liegt und so ein permanenter Druck auf den „Musikantenknochen" ausgeübt wird.

Wer unter einem Golfer-Arm leidet, der drücke mit etwas Kraft die Finger-spitzen der anderen Hand auf die Muskulatur am oberen Unterarm kurz un-terhalb des schmerzenden Gelenkes. Nun schieben Sie die Fingerspitzen langsam in Richtung Handinnenfläche. Wenn dieser Druck an einigen Stel-len unangenehm ist, befinden sich dort Verhärtungen in den Muskeln. Wie schon mehrfach erwähnt, verhindern diese harten Stellen in der Muskulatur, dass dieser Muskel seine volle Kraft und Flexibilität komplett ausnutzen kann.

Diese Verhärtungen können Sie entfernen, indem Sie mit dem Daumen oder Zeige- und Mittelfinger so lange punktuell auf die unangenehmen Stellen drücken, bis Sie nur noch den Druck Ihres / Ihrer Finger spüren. Oder Sie dehnen die Fingerbeugemuskulatur wie in *Kapitel 20.1 Dehnübungen für die Finger-Beuge-Muskulatur* beschrieben mehrmals täglich und über mehrere Tage für 60 Sekunden. Damit erzielen Sie dauerhaft einen positiven Effekt und der schmerzende Golfer-Arm tritt nicht so schnell wieder auf.

In einigen Fällen ist der Muskel zum Beugen des kleinen Fingers sehr ver-härtet und löst dadurch das unangenehme Brennen beim Golfer-Arm aus. Um diesen Muskel zu finden, legen Sie bitte Ihre Finger der anderen Hand unterhalb des Ellenbogens, entlang der Elle auf. Bewegen Sie Ihren kleinen Finger langsam, indem Sie ihn strecken und beugen. Dabei spüren Sie eine Druckveränderung in dem Muskel ganz nah am Knochen. Sie haben den Beugemuskel für den kleinen Finger gefunden. Jetzt üben Sie so lange einen permanenten Druck auf eine schmerzende Stelle des Muskels aus, bis Sie nur noch den Druck Ihrer Finger spüren beziehungsweise diese Stelle taub erscheint und Sie selbst den Druck Ihrer Finger nicht mehr wahrnehmen.

Beim punktuell und dauerhaften Drücken auf diesen Muskel entspannt er sich und das unangenehme Brennen, Stechen oder Ziehen wird weniger. Dieses müssen Sie bestimmt einige Male an verschiedenen Stellen auf diesem Muskel wiederholen, um einem dauerhaft schmerzfreien Zustand näher zu kommen.

Sie können aber auch die **Dehnübungen für die Finger- Beuge- Muskulatur** aus **Kapitel 20.1** durchführen. Dann zieht es in der Muskulatur im Unterarm auf der Handflächenseite recht intensiv und auch an der Innenseite des Ellenbogens.

23 Unsere Wirbelsäule

Unsere sieben Halswirbel haben in aufrechter Haltung noch nicht viel zu tragen, denn unser Kopf wiegt etwa 2,5 bis 3 Kilogramm. Unsere zwölf Brustwirbel werden durch die Rippen auf beiden Seiten unterstützt. Darunter liegen fünf Lendenwirbel und beidseits neben unserem Steiß befinden sich die Beckenschaufeln zur Stabilisierung.

Nun könnten wir denken, dass unsere Lendenwirbelsäule (LWS) keine Unterstützung hat, weil sie rechts und links nicht knöchern gehalten wird. Unsere LWS hat sehr wohl Unterstützung. Haben Sie eine Idee wodurch?

Vor meiner Ausbildung zur Ergotherapeutin dachte ich immer, dass mich meine gesamte Wirbelsäule komplett aufrichtet. Dass mich dieses ganze Konstrukt zu 100% allein aufrecht hält.

Zu einer Wirbelsäule gehören:
- Wirbelkörper mit den dazwischen liegenden
- flexiblen Bandscheiben
- lange Muskelstränge, die beidseits neben der Wirbelsäule von der hinteren Schädelbasis bis in den Beckenschaufeln reichen
- kürzere Muskeln, die von einem Wirbelkörper zum übernächsten Wirbelkörper gehen, sowie
- Sehnen und Bänder in beiden Beckenschaufeln.

Aber das stimmt nicht ganz! Unser gesamtes Konstrukt der Wirbelsäule, mit allen Muskeln, Sehnen und Bändern, hält uns nur zu 50% aufrecht. Haben Sie eine Idee, woher die anderen 50% kommen?

Unsere Bauchmuskeln richten unseren Oberkörper zu 50 % mit auf beziehungsweise entlasten unsere Wirbelsäule zu 50 %. Zum Anspannen der Bauchmuskulatur reicht eigentlich schon das Einziehen des Bauchnabels um etwa 0,5 cm (siehe dazu *Kapitel 12.1 Durchführung einer Körperwahrnehmung*).

Wenn Sie also unter Schmerzen in der Lendenwirbelsäule leiden, spannen Sie bitte Ihre Bauchmuskeln an wie in *Kapitel 12.1 Durchführung einer Körperwahrnehmung* und *Kapitel 12.2 Durchführung der Gangschulung / Auswirkungen der Bauchmuskelspannung auf Ihr Gangbild* beschrieben.

Sie können sich auch rückenschonend auf einen Stuhl setzen, indem Sie mit dem Becken ganz dicht an der Rückenlehne herunterrutschen und dann Ihren Oberkörper anlehnen. Nun ist Ihr Becken so intensiv an die Rückenlehne gepresst, dass kein Blatt Papier dazwischen herausgezogen werden kann. Diese Position können Sie so ziemlich auf jedem Stuhl (auch Bürostuhl) mit Rückenlehne einnehmen. Fühlen Sie nun in Ihren Körper hinein. Was haben Sie angespannt? Richtig! Ihre Bauchmuskulatur ist aktiv! Ihrem gesamten

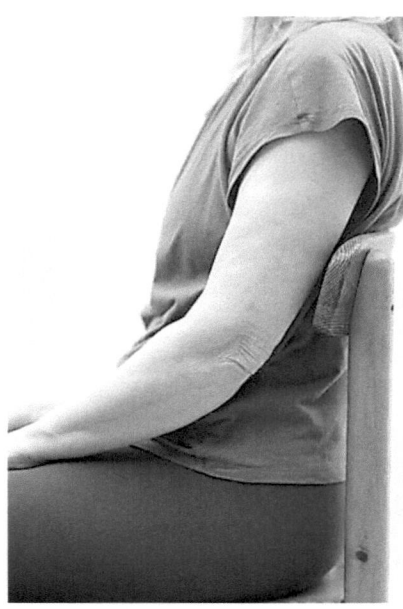

Rücken geht es durch die Unterstützung der Bauchmuskulatur und das Anlehnen an die Rückenlehne im Lendenwirbelbereich besser. Und Sie trainieren gleichzeitig Ihre Bauchmuskeln. Teilweise habe ich von Patienten die Rückmeldungen erhalten, dass sie in dieser aufrechten Sitzposition weniger oder gar keine Schmerzen in der Lendenwirbelsäule haben.

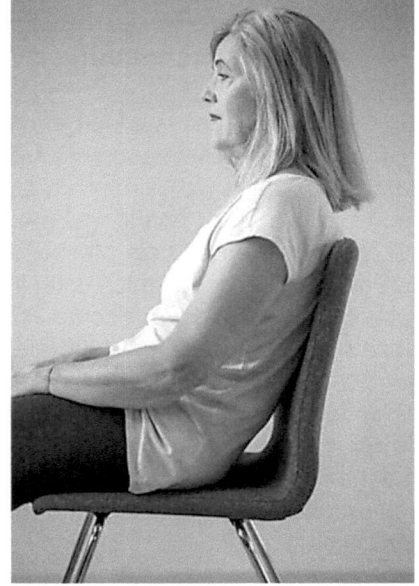

Führen Sie bitte einmal eine kurze Übung durch. Setzten Sie sich mit einem Rundrücken auf einen Stuhl oder Sessel. Nun achten Sie bitte auf Ihren Körper. Welche Muskeln setzen Sie ein, um sich aufrecht hin zu setzten? Wenn Sie die Bauchmuskeln nennen, ist das genau richtig. Sie ziehen Ihren Bauchnabel etwas ein, spannen Ihre vier Lagen Bauchmuskeln an und richten den Oberkörper auf. Deshalb ist die Benutzung und der Einsatz der Bauchmuskulatur bei jeder Bewegung, dem aufrechten Sitzen, Stehen und Gehen so wichtig.

Oft sitzen wir allerdings lässig auf einem Stuhl. Das bedeutet, wir setzen uns mit unserem Gesäß etwa 10 Zentimeter von der Rückenlehne entfernt hin und lehnen uns an. Jetzt hat unsere LWS keine Unterstützung und „hängt im leeren Raum". Durch diesen fehlenden Halt wird auf die Bandscheiben unphysiologisch eingewirkt und es können sich Bandscheibenvorwölbungen oder gar Bandscheibenvorfälle entwickeln. Diese Auswuchtungen können negativ auf Nerven oder Muskeln einwirken und Schmerzen im LWS- Bereich können entstehen .

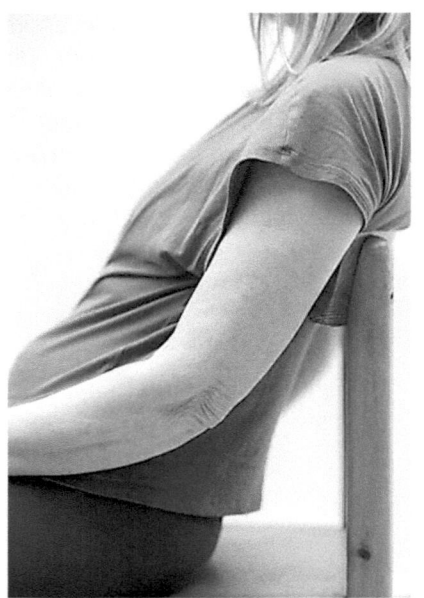

23.1 Schmerzen in der Lendenwirbelsäule (Bandscheibenvorfall / Bandscheibenvorwölbung)

Ein Beispiel zu Beschwerden in der LWS: Im Sommer 2022 habe ich eine für mich normale Bewegung mit meinem Oberköper in vorgebeugter Haltung durchgeführt. Ich wollte nämlich etwas vom Boden aufheben. Plötzlich verspürte ich ein sehr unangenehmes Stechen in meiner Lendenwirbelsäule, als würde mir jemand ein Messer in den Rücken rammen und es mehrfach herumdreht. Ich begab mich unter intensiver Schnappatmung und abgestützt auf einen Tisch in die aufrechte Position. Mein Körper spannte sofort meine Gesäßmuskulatur an und kniff die Pobacken zusammen. Das Ziehen und der Schmerz in meiner Lendenwirbelsäule wurden leider immer intensiver. Dann dachte ich: Vielleicht ist es ja anders herum besser? Also konzentrierte ich mich lange und sehr intensiv darauf, meine Muskeln am Gesäß zu entspannen. Nach etwa 12 Minuten intensiver Konzentration und fürchterlichem Schwitzen vor Anstrengung und Erschöpfung ließen die Schmerzen in meiner Lendenwirbelsäule nach und sind seitdem nicht mehr aufgetreten.

Daraufhin schaute ich mir verschiedene Versionen einer Lendenwirbelsäule mit dem knöchernen und muskulären Aufbau in Fachbüchern an. Dabei bemerkte ich, dass wir eine oberflächliche rautenförmige und flache Bindegewebsstruktur (Faszie, Sehnenplatte) von den untersten Wirbelkörpern der Brustwirbelsäule bis über die oberen Sakralwirbel zwischen den Beckenschaufeln, haben. Diese entspringt beidseits der Dornenfortsätzen an den jeweiligen Wirbelkörpern. Dazu gehört aber auch noch eine tiefere Sehnenplatte, die an den jeweiligen Querfortsätzen entspringt. Diese beiden Sehnenplatten umschließen in diesem genannten Bereich die langen Muskeln, die von der Schädelbasis beidseits der Wirbelsäule bis zum Becken reichen. Diese Sehnenplatten

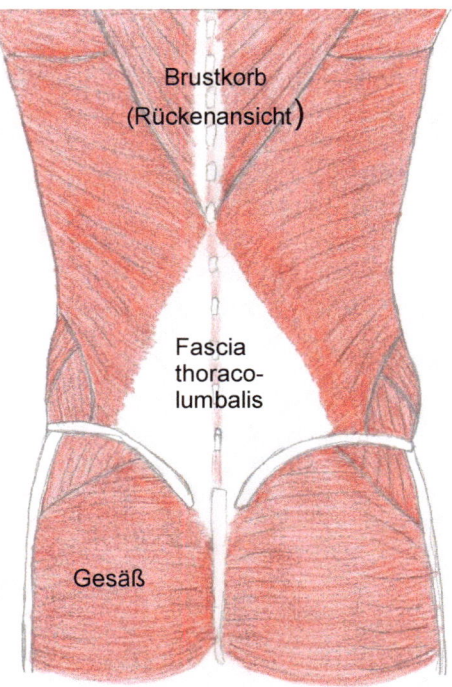

Rücken- und Gesäßmuskulatur 23.1.1

werden von vielen Muskeln berührt. Unter anderem auch von den Gesäßmuskeln im Bereich der oberen hinteren Beckenränder.

Als ich in den nächsten Therapieeinheiten auf Patienten mit Schmerzen in der Lendenwirbelsäule traf, entspannte ich bei diesen Patienten das äußere obere Viertel der Gesäßmuskulatur durch intensive Kompression (Druck). Hierbei berichteten alle Patienten auf meine Nachfrage, dass die Wahrnehmung des Druckes auf einer Gesäßseite immer unangenehmer war, obwohl mein ausgeübter Druck auf beiden Seiten gleich intensiv war. Nach einigen Minuten dieser Behandlung schwollen Verhärtungen in dem oben genannten Gesäßbereich ab und der Druck durch die Sehnenplatte auf die Lendenwirbelsäule war weniger stark oder sogar verschwunden. Während an-schließenden Geh- und Bewegungsübungen berichteten die Patienten, dass ihre Schmerzen in der Lendenwirbelsäule nicht mehr vorhanden waren. Die Bewegungen zum Gehen sowie das leichte Rotieren in der gesamten Wirbelsäule <,war auch leichter durchzuführen.

Daraus schließe ich, dass bei Schmerzen in der Lendenwirbelsäule die Muskulatur an einer Gesäßhälfte im oberen äußeren Viertel angespannter ist als die andere (was ich auch ertastet habe). Dadurch könnte von der verspannteren Gesäßseite intensiv auf die Sehnenplatte eingewirkt werden. Auf der entspannteren Gesäßhälfte wird weniger bis gar nicht auf die rautenförmige Fascia thoracolumbalis eingewirkt. Vielleicht könnte sich durch den einseitigen Zug an der Sehnenplatte ein Bandscheibenvorfall beziehungsweise eine Bandscheibenvorwölbung entwickeln? Vielleicht könnte sich aber auch, durch leichten Zug der verhärteten Gesäßmuskulatur an der Fascia thoracolumbalis, ein Wirbelkörper in der Lendenwirbelsäule verschieben und der Nervenstrang an einer Stelle zusammengedrückt und Schmerzen ausgelöst werden.

Wenn dieses einmal ein neugieriger Arzt aufgreifen und wissenschaftlich untersuchen würde, wäre ich sehr dankbar. Vielleicht wären dann durch Lockerung der Gesäßmuskulatur einige Lendenwirbelsäulenoperationen nicht mehr nötig?

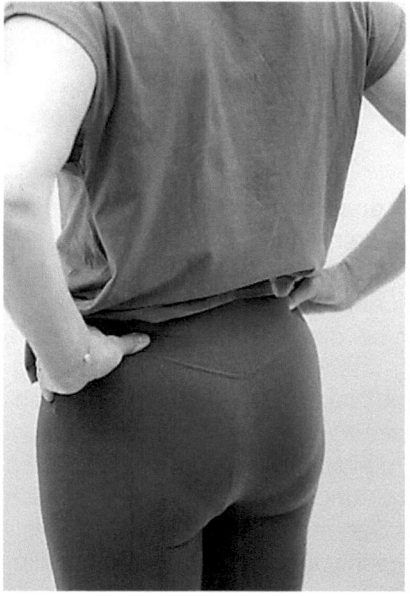

Wenn Sie Schmerzen in der Lendenwirbelsäule haben, drücken Sie bitte mit beiden Daumen intensiv beidseits auf unterschiedliche Bereiche im oberen äußeren Viertel der Gesäßmuskulatur.

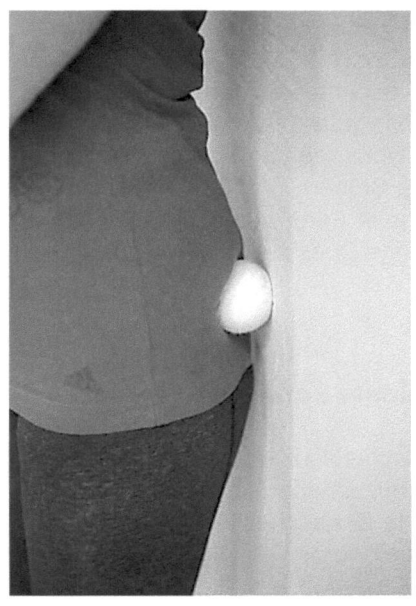

Wo es sich unangenehm anfühlt, halten Sie bitte einen Tennisball hin und drücken ihn an die ertastete brennende Stelle. Gehen Sie zu einer freien Wand und lehnen den Tennisball mit etwas Druck Ihres Körpers dagegen. Wenn der Druck zu unangenehm wird, variieren Sie ihn mit Ihrem Körper. Drücken Sie Ihr Gesäß so lange auf den Ball und den Ball gegen die Wand, bis Sie nur noch den Druck des Balles spüren. Der unangenehme Druck oder das leichte Ziehen, Brennen oder Stechen sollte nicht mehr vorhanden sein. Gehen Sie jetzt einige Meter umher. Wenn sich der Schmerz noch nicht ganz aufgelöst haben sollte, versuchen Sie das Gleiche bitte noch einmal an einer nahegelegenen Stelle der gleichen Seite oder an der anderen Gesäßhälfte an den unangenehmen Stellen.

Wenn Sie die beschriebene Übung nicht so gut eigenständig durchführen können, suchen Sie bitte eine(n) Therapeuten/in auf, um diese Behandlung bei Ihnen durchführen zu lassen. Diese Person Ihres Vertrauens soll auf die schmerzenden Stellen im oberen äußeren Viertel jeder Gesäßhälfte drücken. Bitte auch so lange, bis nur noch der Druck der Finger zu spüren ist. Das kann allerdings einige Minuten dauern. Gehen Sie dann einige Schritte und verfahren, wie neben dem oberen Bild beschrieben, weiter.

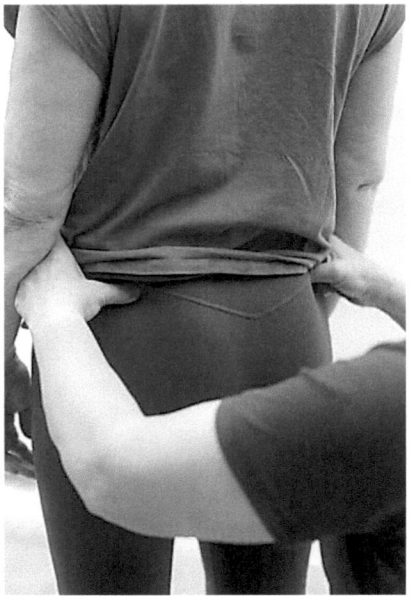

Ich hoffe, dass Ihre Bemühungen auch mit Erfolg gekrönt werden.

Sie können sich zum Thema „Schmerzen in der Lendenwirbelsäule" auch gern Videos aus der Visite-Sendung auf N3 vom 23.06.2021 von Herrn Dr. med. Christian Sturm anschauen. Hierin berichtet er darüber, dass viele Spritzen und OPs in und an der LWS unnötig wären. Und in der Visite-Sendung vom 18.01.2022 teilt er mit, welche Übungen bei Spinalkanalstenose helfen, um nur einige Videos zu erwähnen. Stöbern Sie gern im Internet etwas herum. Dort finden Sie einige Beiträge in Form von Filmen von Herrn Dr. med. Christian Sturm und den Bewegungs-Docs zu Themen rund um die Wirbelsäule.

23.2 Durch den Ischias-Nerv ausgelöste Schmerzen

Schmerzen durch einen gereizten nervus ischiadicus (Ischiasnerv) sind teilweise von der Lendenwirbelsäule bis in ein Bein oder sogar bis in den Fuß spürbar. Wenn durch bildgebende Mittel ein Bandscheibenvorfall oder eine Bandscheibenvorwölbung festgestellt wurde, werden die Schmerzen häufig damit begründet.

Oft wird eine Operation durchgeführt in der das Problem behoben werden soll. Dr. med. Christian Sturm ist diesem Problem nachgegangen und hat herausgefunden, dass leider nicht alle Operationen von Erfolg gekrönt sind. Oft treten nach Absetzen der Schmerzmittel langsam und zunehmend diese Schmerzproblematiken wieder auf. Denn teilweise ist ein kleiner Muskel an den Schmerzen schuld. Dieser kleine Muskel, nämlich der musculus piriformis, verbindet den inneren Rand der Beckenschaufel mit dem oberen Teil des Oberschenkelknochens (wo der Oberschenkelhals beginnt). Der Ischiasnerv geht direkt an diesem Muskel vorbei.

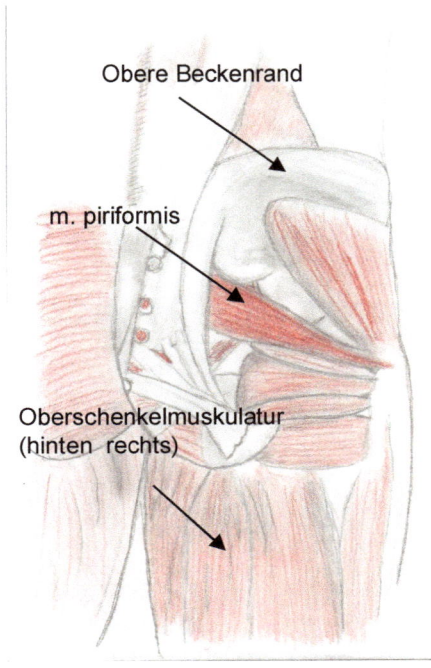

Obere Beckenrand

m. piriformis

Oberschenkelmuskulatur
(hinten rechts)

Rechte Gesäßhälfte 23.2.1

Bei einigen wenigen Personen geht der Ischiasnerv sogar durch den musculus piriformis hindurch. Schwillt dieser kleine Muskel durch die unterschiedlichsten Gründe an, so beginnt er den Nerv zu komprimieren. Dadurch kann er für diese Schmerzen verantwortlich sein, die von der Lendenwirbelsäule bis in das Bein ziehen. Diese Komprimierung des Nerves kann allerdings auch Kribbeln oder Taubheit am ganzen Bein oder Teilflächen des Beines auslösen. An diesen musculus piriformis kann ein Therapeut Hand anlegen und ihn aufdehnen. Wenn Sie ihn selber lockern wollen, habe ich eine wirkungsvolle Übung für Sie.

Warnung: Bitte nur durchführen, wenn Sie kein Implantat oder Schmerzen in dem Hüftgelenk des betroffenen Beines haben.

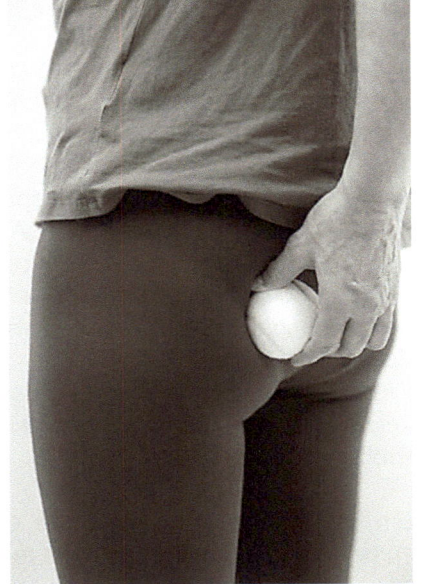

Nehmen Sie sich einen Tennisball. Stehend ist der musculus piriformis auf Höhe des Tennisballes auf dem nebenstehenden Bild.

Setzen Sie sich auf einen Stuhl, der eine raue oder flach gepolsterte Oberfläche hat. Legen Sie nun den Tennisball unter Ihren Po und suchen die schmerzende Stelle. Diese sollte in der Nähe des Sitzbeinhöckers liegen. Entweder zwischen Sitzbeinhöcker und Steiß oder Sitzbeinhöcker und Hüftgelenk. Wenn Sie diese Stelle gefunden haben, bleiben Sie so lange auf dem Tennisball sitzen, bis Sie nur noch den Druck des Balles oder an dieser Stelle gar nichts mehr spüren. Dann ist dieser Muskeln aufgedehnt. Stehen Sie nun auf und gehen einige Schritte. Wenn Sie noch weiterhin negative Symptome haben, ist in diesem Bereich wohl noch eine zu lockernde Stelle. Dann versu-

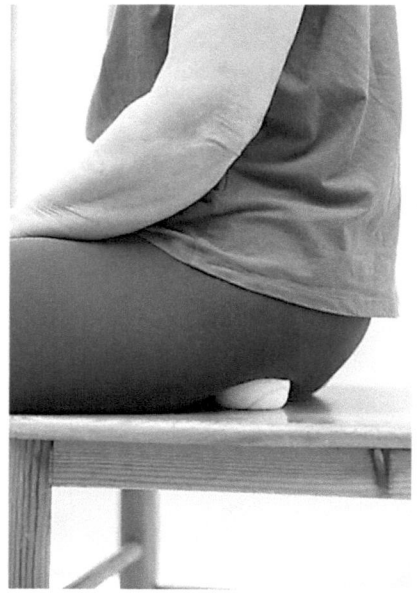

chen Sie die schmerzende Stelle zu ertasten und führen die Übung an dieser Stelle erneut durch. Wenn keine Symptome mehr vorhanden sind, gehen Sie mindestens 20 Minuten spazieren oder durch die Wohnung.

Durch das anschließende Gehen und den ständigen Wechsel zwischen anspannen und locker lassen, speichert der musculus piriformis diese Entspannung ab. Denn auch dieser Muskel benötigt die richtige Hilfestellung Ihrerseits, um diesen lockeren Zustand beizubehalten. Wenn Sie beim Gehen auf dem betroffenen Bein stehen, spannt sich die gesamte Bein- und Gesäßmuskulatur an und verkürzt sich. Auch der musculus piriformis wird aktiv, um das Hüftgelenk mit zu stabilisieren. Wenn Sie das Bein von hinten nach vorne heben, muss sich die gesamte Gesäßmuskulatur auf dieser Körperhälfte entspannen und verlängern, damit sich diese Bewegung überhaupt durchführen lässt.

Wenn Sie nach der Lockerung des musculus piriformis 20 Minuten sitzend verbringen, verspannt sich der Muskel erneut und Sie haben die gleiche Problematik wie vorher.

Ein Patient berichtete mir, dass er als Reisender seit meiner Behandlung immer einen Tennisball im Auto auf dem Beifahrersitz liegen habe. Wenn er ins Auto einsteigt, lege er den Ball unter seine schmerzende Stelle am Po. Wenn er aussteige, könne er sofort wunderbar und entspannt gehen.

24 Schmerzen / Arthrose im Hüftgelenk

Nicht bei allen Hüftschmerzen sind die Gelenke daran schuld. Wenn die Schmerzen aus dem knöchernen Hüftgelenk entspringen, schmerzt das Gelenk, sobald Sie unter anderem stehend den Fuß auf dem Hacken nach außen und innen rotieren. Diese und andere Aussagen trafen die Bewegungs-Docs Dr. med. Christian Sturm oder Dr. med. Helge Riepenhof aus der Visite-Sendung vom 16.07.2024 mit dem Thema: Wie gesund ist meine Hüfte?

Stellen Sie sich bitte hin und halten sich fest. Führen Sie die eben beschriebene Bewegung einmal durch. Wahrscheinlich schmerzt Ihr Hüftgelenk. Nun beugen Sie die Hüfte, indem Sie das Knie auf der schmerzenden Hüftseite gebeugt anheben.

Entstehen bei diesen Bewegungen keine Schmerzen im Hüftgelenk, liegt es nach Meinung von Herrn Dr. med. Christian Sturm nicht an den knöchernen Hüftstrukturen, sondern an der umliegenden Muskulatur, die verhärtet oder zu kurz ist, beziehungsweise wegen Überbelastung physiologisch nicht richtig arbeitet. Dadurch kann das Gleichgewicht zwischen den angespannten und lockerlassenden Muskeln bei einer Bewegung nicht mehr gegeben sein. Dann sollte die betroffene Muskulatur durch eine Therapeutin oder einen Therapeuten manuell aufgedehnt oder durch gezielte Übungen gedehnt und gelockert werden.

In der Visite-Sendung vom 23.07.2024 referiert Herr Prof. Karl-Dieter Heller (Orthopäde und Unfallchirurg) über die Arthrose im Hüftgelenk. Dort geht es um einen Beitrag über eine „Hüft-OP: Neuer Anspruch auf Zweitmeinung bei Gelenkersatz". Herr Prof. Heller empfiehlt eine Zweitmeinung bei einem Orthopäden, der nicht gleichzeitig Chirurg ist, einzuholen. Denn ein Arzt der „nur" Orthopäde ist, möchte die betreffenden Bewegungseinschränkungen meist erst einmal konventionell durch Physio- oder Ergotherapie behandeln lassen bevor ein Gelenkersatz vorgenommen wird.

25 Unser Schmerzgedächtnis und Gehen an Unterarmgehstützen.

Was hat unser Schmerzgedächtnis mit dem Gehen an Unterarmgehstützen (UAGS) zu tun, fragen Sie sich bestimmt. Ich erkläre mir das so:

Wenn Sie nach einer Verletzung oder Operation an einer unteren Extremität beim Gehen Unterarmgehstützen einsetzen sollen, nehmen Sie sie bitte und stellen Sie diese nicht zu schnell in eine Ecke. Ihr Körper benötigt sie vielleicht nicht mehr, aber Ihr Gehirn erlangt dadurch eine gewisse Sicherheit. Ich habe während meiner durchgeführten Gangschulungen beobachtet, dass Patienten an Unterarmgehstützen sicherer und ohne UAGS sehr unsicher wirken. Denn mit UAGS und leicht eingezogenem Bauchnabel sind alle Muskeln angespannt und sämtliche Gelenke stabiler. Wenn Personen zu früh ohne UAGS gehen und die Bauchmuskulatur nicht anspannen, bleiben sie unsicher beim Gehen. (Lesen Sie hierzu auch Kapitel **12.1 Durchführung einer Körperwahrnehmung** und **Kapitel 12.2 Durchrührung der Gangschulung und folgende**). Erkennbar wird das durch einen veränderten Gang, bei dem die Standbeinphasen nicht gleich lang sind und der Oberkörper schwankt, weil sich der Patient noch auf die Abfolge der Bewegungen beim Gehen konzentrieren muss. Die Stabilität im gesamten Körper ist noch nicht gegeben.

Teilweise gehen einige Patienten schon sehr sicher an UAGS und ich kann nicht erkennen, welche Beeinträchtigungen vorliegen. Aber wenn ich sie bitte, die UAGS einmal anzuheben, gehen sie auf einmal wieder mit dem Oberkörper schwankend, die Füße berühren nicht mehr gleich lange den Boden und sie müssen sich wieder intensiver auf das Gehen konzentrieren.

Ich erkläre mir dieses Phänomen so: Wir haben ein Gehirn und ein abgekoppeltes Schmerzgedächtnis. Wenn Sie nach einer Gelenkoperation aufwachen, weiß Ihr Gehirn genau, es wurde ein neues Gelenk eingesetzt und der Schmerz sollte jetzt ausgeschaltet sein. Doch Sie haben die Rechnung ohne Ihr Schmerzgedächtnis gemacht. Es wurde nämlich während der Operation schlafen gelegt. Nach der Operation hat Ihr Gehirn dem Schmerzgedächtnis sofort „mitgeteilt", dass das schmerzende Hüft- oder Kniegelenk gegen ein neues künstliches Gelenk ausgetauscht wurde und dadurch die Schmerzen nicht mehr vorhanden sind. Aber Ihr Schmerzgedächtnis möchte diese Erfahrungen selber machen. Also wartet es bei jedem Schritt auf die Schmerzen, die vor der Operation vorhanden waren. Wenn Sie nun Ihre UAGS benutzen, bekommt Ihr Schmerzgedächtnis Sicherheit. Denn Sie können sich bei Gefahr jederzeit darauf abstützen. Ich habe schon bei vielen Patienten beobachtet, dass sie aufrecht gehen und nur noch ihre Hände auf die UAGS legen. Ich konnte dabei oft nicht erkennen ob sie ein neues Knie- oder Hüftgelenk, ein Knochenbruch im Ober- oder Unterschenkel oder Probleme mit einem Fußgelenk hatten. Doch wenn die Patienten ihre UAGS während des Gehens kurzzeitig anheben oder weglegen sollten, verfielen sie sofort wieder in den unphysiologischen Gang wie vor ihrer Operation. Ich erkläre mir dieses Phänomen so, dass Schmerzgedächtnis erinnert sich beim Bewegen des Gelenkes wieder an die Schmerzen von vor der Operation und möchte dieses nicht mehr erleiden. Deshalb belasteten die Patienten das betroffene Bein wieder kürzer, der Oberkörper schwankte mehr, sie mussten sich wieder auf das Gehen konzentrieren und wirkten unsicherer.

Ich weiß, das Unterarmgehstützen wirklich nicht sexy aussehen und deshalb empfehle ich jeder Person, die nach einer Operation die UAGS einsetzen soll, aber nicht mehr einsetzen möchte, folgendes: Wenn Sie einen bodentiefen Spiegel daheim haben, stellen Sie sich mit etwas Abstand vor ihn und gehen auf Ihr Spiegelbild zu. Beobachten Sie Ihr Gangbild und seien Sie ehrlich zu sich. Sind die Standbeinphasen beim Gehen gleich lang oder nicht? Das heißt, sind die Phasen beim Gehen, in denen die Füße den Boden berühren, gleich lang? Schwankt der Oberkörper noch etwas oder nur kaum sichtbar hin und her? Müssen Sie sich noch auf das Gehen, also auf das Versetzen der Beine und das Aufrichten beziehungsweise das Stabilisieren des Gelenkes und / oder Körpers konzentrieren? Fühlen Sie sich instabil im Rumpf oder im neuen Gelenk? Wenn Sie einen dieser eben genannten Punkte bejahen können, verwenden Sie bitte Ihre UAGS weiterhin (und haben Sie bitte keinen falschen Stolz). Denn ich möchte, dass Sie wieder ein physiologisch richtiges Gangbild erhalten und Ihnen später niemand ansieht, dass Sie ein künstliches Gelenk eingesetzt bekommen oder irgendwo an einer unteren Extremität eine Schwachstelle haben. Wenn Sie Walkingstöcke besitzen und Sie sich beim Gehen mit den Stöckern sicher fühlen, können Sie auch gern diese (statt Unterarmgehstützen) beim Gehen benutzen. Das wirkt auf alle Fälle sportlicher.

26 Knie- oder Hüft-Totalendoprothese

Die Bezeichnung Totalendoprothese (TEP) bezeichnet ein gesamtes neues künstliches Gelenk. Bei einem Knie bedeutet es eine neue Prothese am unteren Ende des Oberschenkelknochens sowie am oberen Ende des Schienbeinknochens. Bei einer Totalendoprothese an der Hüfte werden die Hüftpfanne und der Hüftkopf aus einem künstlichen Material ersetzt.

26.1 Welche Stimulationen benötigt Ihr Knochen, um neues Knochenmaterial um Ihr künstliches Gelenk zu produzieren?

Fragen Sie bitte Ihren Orthopäden, wie intensiv Sie Ihr neues Gelenk und das dazugehörende Bein beim Gehen und Stehen einsetzen dürfen. Vielleicht dürfen Sie Ihr Bein mit dem neuen Gelenk nur teil oder doch voll belasten. Aber das sagt Ihnen Ihr behandelnder Arzt.

Wenn es keine Komplikationen diesbezüglich gibt und Sie vom Orthopäden keine Einschränkungen auferlegt bekommen haben, beachten Sie bitte Folgendes.

Damit sich Ihr neues Gelenk besser mit Ihrem Knochen verbindet, sollte im Bereich der Prothese neues Knochenmaterial aufgebaut werden. Dazu benötigt Ihr Knochen Reize in Form von Kompression und Vibration. Kompression wird erzeugt, wenn Sie beide Beine belasten und auf beiden Beinen stehen. Dann wird Druck auf den Knochen ausgeübt und er wird angeregt, neues Material um Ihr neues Implantat zu produzieren. Wenn Sie oft die Schonhaltung einnehmen und Ihr operiertes Bein nicht belasten, sondern leicht gebeugt halten, „denkt" sich vielleicht Ihr Knochen: „Ich werde ja gar nicht gebraucht. Dann muss ich auch kein neues Knochenmaterial um das Implantat produzieren." Das wiederum wäre schlecht! Vibration üben Sie auf die Knochen aus, wenn Sie beim Gehen mit dem Hacken oder gesamten Fuß auf den Boden treten. Denn dann fängt es im Knochen und allen Weichteilen in den Beinen an zu schwingen. Dadurch wird der Knochen auch angeregt, neues Knochenmaterial zu produzieren.

Wenn Ihre Schmerzen um das neue Gelenk langsam weniger werden, verlängern Sie bitte beim Gehen die Standbeinphasen. Das ist die Zeit, die der

Fuß beim Gehen auf dem Boden verweilt. Bewegen Sie sich und gehen zum Beispiel in der Wohnung von einem Raum in den anderen, damit das Bein so viel wie möglich bewegt wird und die Prothese so fest wie möglich einwachsen kann. Aber bitte immer an Unterarmgehstützen. Und achten sie auf Ihren Schmerzzustand. Wenn er zu intensiv wird, legen Sie eine Ruhepause ein.

Sie haben nach einer Knie- oder Hüft-Totalendoprothese sehr wahrscheinlich Anrecht auf eine Rehabilitationsmaßnahme! Sprechen Sie dieses bitte spätestens im Krankenhaus nach der Operation an.

26.1.1 Hilfsmittelversorgung nach einer Hüft-Totalendoprothese (neues künstliches Hüftgelenk)

Wenn Sie eine Hüft-Totalendoprothese erhalten haben, achten Sie bitte darauf, so schnell wie möglich durch den „Sozialen Dienst" des Krankenhauses in eine Reha-Maßnahme vermittelt zu werden. Für einen bestimmten Personenkreis werden stationäre Reha-Kliniken gesucht, für andere ist eine ambulante Einrichtung vorteilhafter (wägen Sie bitte beides gut für sich ab). Lassen Sie sich bitte bereits im Krankenhaus über Bewegungen unterweisen, die Sie bevorzugt anwenden oder vermeiden sollen.

Nach einer Hüft-TEP-Operation stehen Ihnen als Patient zu den Unterarmgehstützen noch einige Hilfsmittel zusätzlich zu, da Sie bestimmte Bewegungen in den ersten sechs Wochen (am besten noch drei Monaten) nach der Operation noch nicht durchführen sollen. Lassen Sie sich bitte im Krankenhaus, sofort nach der Operation, durch den sozialen Dienst mit den nachfolgenden Hilfsmitteln versorgen.

Diese Hilfsmittel sind:

1. ein Keilkissen
2. ein Strumpfanzieher
3. eine Toilettensitzerhöhung
4. ein verlängerter Schuhanzieher
5. eine Aufhebehilfe (Helparm / Greifzange)

Wichtig: Achten Sie unbedingt darauf, dass Sie mit diesen Hilfsmitteln bereits im Krankenhaus versorgt werden. Denn im Nachhinein müssen Sie sich langwierig selber darum kümmern. Dann müssten Sie eine Verordnung über die fehlenden Hilfsmittel durch Ihren Hausarzt ausstellen lassen. Diese Verordnung geben Sie in einem Sanitätshaus ab. Von dort muss ein Antrag zur Kostenübernahme bei Ihrer zuständigen Krankenkasse gestellt werden. Erst wenn das Sanitätshaus eine Bestätigung zur Übernahme der Kosten durch Ihre Krankenkasse erhalten hat, werden Sie angerufen, damit Sie die Hilfsmittel abholen können. Dieser Vorgang ist für Sie wesentlich zeitintensiver und Sie müssen vielleicht noch andere Personen bitten, diese Hilfsmittel abzuholen, denn Sie dürfen ja noch kein Auto fahren. Oder es wird für Sie teurer, weil Sie sich diese Hilfsmittel selber kaufen.

26.1.2 Gelenkschutz / Luxationsprophylaxe nach Hüft-TEP-Operation

Im Folgenden stelle ich Ihnen Bewegungen vor, die Sie nach einer Hüft-TEP-Operation die ersten Wochen (besser drei Monate) möglichst bevorzugt durchführen beziehungsweise vermeiden sollten.

1)   Eine Hüfte mit einem künstlichen Gelenk nicht über 90 Grad beugen!

Das bedeutet, den Oberkörper nicht so weit herunter- oder vorbeugen, beziehungsweise das Bein nicht so hoch anheben, dass der Winkel im Hüftgelenk kleiner als 90 Grad ist. Verwenden Sie deshalb beispielsweise beim Sitzen ein Keilkissen. Dadurch müssen Sie Ihren Oberkörper beim Aufstehen und Hinsetzten nicht so weit vorbeugen. Denn beim physiologisch richtigen Aufstehen werden die Füße unter den Stuhl gestellt. Dann wird der Oberkörper nach vorn gebeugt und wenn Sie merken, dass Ihr Gesäß langsam abhebt, bringen Sie Ihre Beine, Knie- und Hüftgelenke in die Streckung. Beim Vorbeugen werden beide Hüftgelenke aber spitzer als 90 Grad gebeugt. Und diese Bewegung sollten beziehungsweise dürfen Hüft-TEP-Patienten bis mindestens 6 Wochen (besser 3 Monate) nach der Operation nicht durchführen.

Dazu habe ich einen Tipp:

Wenn Sie auf einer niedrigen Toilette sitzen sollten, stellen oder schieben Sie den Fuß der betroffenen Hüftseite ganz dicht neben den Toilettenfuß nach hinten. Legen Sie nun beide Hände auf Ihr gesundes, 90 Grad gebeugtes, Knie. Jetzt stützen Sie sich auf dem gesunden Knie ab und drücken sich zum Aufstehen hoch. Bei dieser Bewegung beugen Sie Ihr betroffenes Hüftgelenk nur minimal. So können Sie auch von jedem Stuhl aufstehen, wenn er seitlich keine Armlehnen hat, auf denen Sie sich hochstützen können.

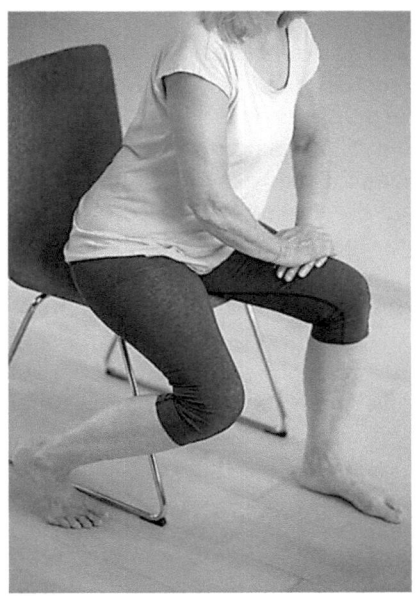

2)   Beine nicht überschlagen!

Dabei kann Ihr neuer Hüftgelenkkopf aus der Pfanne gleiten. Denn die Muskulatur um das betroffene Hüftgelenk ist noch zu schwach, um Gelenkkopf und -pfanne zusammen zu halten.

3)   Stoßbelastungen und ruckartige Bewegungen vermeiden!

So sollten Sie bis mindestens sechs Wochen, besser drei Monate, nach einer Hüft-TEP-Operation kein Fahrrad fahren. Denn bedenken Sie, wenn Sie in eine Gefahrensituation geraten, in der Sie schnell abbremsen und vielleicht sogar vom Sattel kommen müssen, führen Sie ruckartige Bewegungen und Stoßbelastungen durch, um so schnell wie möglich sicher zum Stehen zu kommen. Das kann sich negativ auf die Heilung Ihres neuen Hüftgelenkes auswirken.

4) Bis zu mindestens sechs Wochen (besser drei Monate) nach der Hüft-TEP-Operation kein Auto fahren!

Das ist ein großes Diskussionsthema. Denn wer möchte schon gern sechs Wochen oder gar drei Monate auf fremde Hilfe angewiesen sein, um zum Beispiel zu einem Arzt, zum Einkaufen oder zu Freunden zu gelangen? Diese Orte sind nach der Operation meist fußläufig nicht mehr zu erreichen! Was müssen Sie durchführen, um in das Auto zu gelangen? Sie setzen sich auf den Fahrer- oder Beifahrersitz, winkeln beide Beine an (meist spitzer als 90 Grad) und richten Ihre Körperhaltung nach vorne aus. Dieses kann schon schwierig werden und das neue Hüftgelenk stark beanspruchen. Und was kann beim Autofahren mit Schaltgetriebe passieren, wenn Sie eine Gefahrenbremsung durchführen müssen? Sie sind gezwungen mit dem rechten Fuß blitzschnell vom Gaspedal auf die Bremse und mit dem linken Fuß sehr flink das Kupplungspedal zu treten. Dabei führen Sie ruckartige Bewegungen und Stoßbelastungen durch, die sie aber vermeiden sollen. Denn die Muskulatur um das Hüftgelenk hält Gelenkkopf und -pfanne noch nicht unbegrenzt zusammen. Beim Ein- und Aussteigen sollten Sie den Sitz nach hinten verstellen, sodass Sie Ihr Hüftgelenk möglichst nicht spitzer als 90 Grad beugen müssen. Sie können sich auch eine Plastiktüte auf den Sitz legen, damit Sie Ihren Körper leichter drehen können. Sie sollten aber die Plastiktüte nach dem Drehen unbedingt wieder entfernen, damit Sie einen sicheren Sitz haben. Denn beim Bremsen könnten Sie durch die Fliehkraft von der Plastiktüte nach vorn rutschen.

Aber wie sieht es mit den rechtlichen Fragen aus? Erkundigen Sie sich bitte bei Ihrer Autoversicherung, ob Sie beim Fahren nach einer Hüft-TEP-Operation und vor dem Ablauf einer eventuellen „Schonfrist" vielleicht nicht versichert sind. Denn wenn in Ihrer Police steht, dass Sie nach einer Hüft-TEP-Operation einige Zeit nicht Auto fahren dürfen, werden die Kosten im Schadensfall während der „Schonfrist" vielleicht nicht übernommen. Selbst wenn Sie das Gefühl haben, in dieser Sperrfrist bereits sicher gehen und Auto fahren zu können, sollten Sie nicht fahren. Denn nehmen wir einmal an, Sie sitzen zwei Wochen vor Ablauf der Sperrfrist an einer roten Ampel am Steuer Ihres Autos. Jetzt fährt Ihnen ein anderes Auto von hinten auf. Dann fragt vielleicht Ihre Versicherung, warum Sie schon Auto fahren und Ihre Schadenskosten werden vielleicht nicht übernommen. Sie überlegen jetzt sicherlich, wie soll meine Autoversicherung merken, dass ich eine Hüft-TEP-Operation hatte? Glauben Sie mir, Versicherungen finden so etwas heraus.

Falls Ihr behandelnder Arzt Ihnen schon vor Ablauf der sechs Wochen beziehungsweise drei Monate das Autofahren erlauben sollte, lassen Sie es sich bitte (wegen den rechtlichen Angelegenheiten) schriftlich bestätigen.

5)   Außenrotation und Innenrotation im neuen Hüftgelenk vermeiden!

Eine Außenrotation im Hüftgelenk führen Sie durch, wenn sie Ihren Fuß nach außen drehen um beispielsweise eine Kurve zu gehen, einen seitlichen Ausfallschritt durchführen oder sich auf der Stelle drehen. Eine Innenrotation im Hüftgelenk führen Sie durch, wenn Ihr Fuß nach innen gedreht wird.

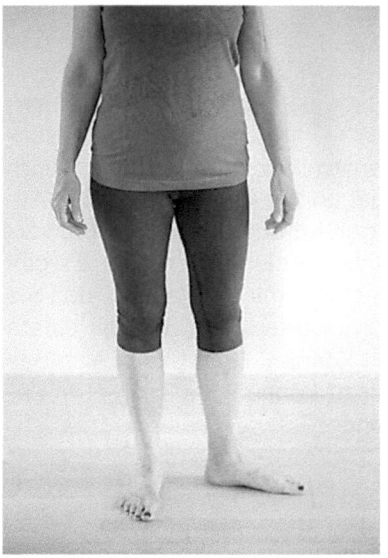 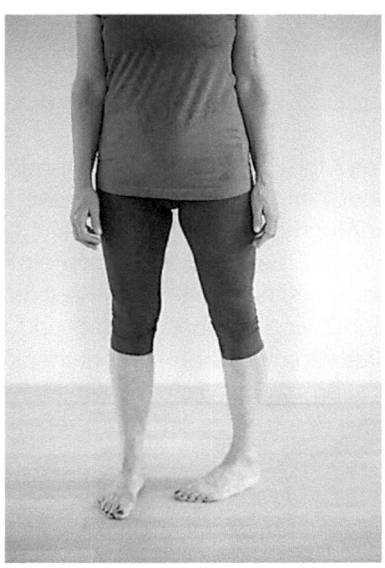

Wenn Sie sich auf der Stelle drehen müssen, versetzen Sie bitte ganz kleinschrittig Ihre Füße rotierend / drehend jeweils nur für wenige Zentimeter. Wenn Sie vielleicht 50 Zentimeter oder mehr Platz zum Drehen zur Verfügung haben, gehen Sie um Ihr gesundes Bein herum.

Dann rotieren Sie das Bein in Ihrem gesunden Hüftgelenk und Sie bewegen den Rumpf, ihr operiertes Hüftgelenk und das betroffene Bein gleichzeitig hinterher.

6) In Seitenlage ein Kissen zwischen die Beine legen!!!

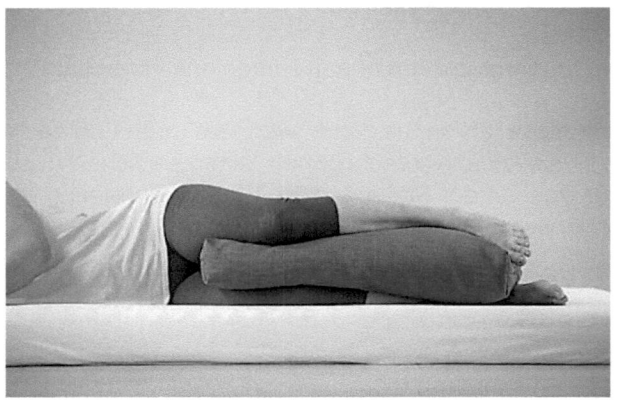

Die Betonung liegt hierbei auf „zwischen die Beine legen" und nicht nur zwischen die Oberschenkel beziehungsweise Kniegelenke. Denn was passiert, wenn Sie im Bett auf Ihrer gesunden Körperseite liegen und das Kissen liegt zwischen den Oberschenkeln oder Kniegelenken? Ihr Fuß des oberen Beines kann vom unten liegenden Bein nach vorn oder hinten fallen. Durch diese Bewegung haben Sie eine Innen- oder Außenrotation im betroffenen Hüftgelenk durchgeführt und dies sollen Sie vermeiden. Legen Sie deshalb ein Kissen zwischen Knie und Waden. Es gibt bereits Kissen mit einem Klettverschluss (berichtete mir ein Patient), das Sie sich zwischen Ihre Waden und Kniegelenke abwärts legen und mit einem Klettverschluss am Unterschenkel befestigen können. Damit kann sich das Kissen nachts nicht verschieben. Ein Stillkissen können Sie auch zum Lagern des Beines der betroffenen Seite verwenden.

7) Den Oberkörper nicht gegen den Unterkörper verdrehen (Drehbewegungen)!

Wo führen Sie diese Bewegung aus, werden Sie sich vielleicht fragen? Da kann ich Ihnen ein gewisses „Örtchen" nahelegen. Eine Bekannte (49 Jahre) hat ein neues linkes Hüftgelenk bekommen. Während sie auf Toilette saß, wollte sie sich mit beiden Händen Toilettenpapier abreißen und drehte dabei ihren Oberkörper nach rechts gegen den Unterkörper. Während dieser Rumpfrotation ist der Hüftkopf aus der Hüftpfanne herausgesprungen und die Hüftpfanne musste leider operativ wieder gerichtet werden. Damit Ihnen nicht das Gleiche passiert, legen Sie eine Toilettenpapierrolle bitte für eine Hand griffbereit hin. Oder reißen Sie sich das benötigte Toilettenpapier vorher ab, damit Sie es mit einer Hand bequem nehmen können.

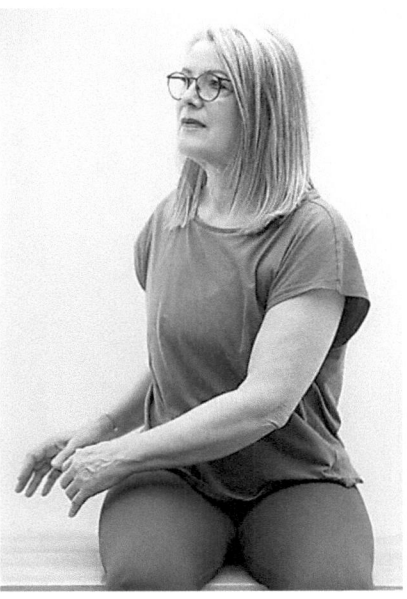

8) Auf Stolperquellen und Rutschgefahren achten!

Wenn Sie stolpern oder ausrutschen, könnte es passieren, dass Sie sich ruckartig bewegen und Stoßbelastungen gegen das neue Hüftgelenk ausüben. Sie könnten den Oberkörper dabei gegen den Unterkörper verdrehen oder die Hüfte spitzer als 90 Grad beugen. Außerdem könnten Sie eine Innen- beziehungsweise Außenrotation im Hüftgelenk durchführen oder diese erzwingen. Und das sollten Sie unbedingt vermeiden.

9) Bewegungen, die Sie durchführen dürfen!

Das neue Hüftgelenk gerade nach vorn und hinten bewegen

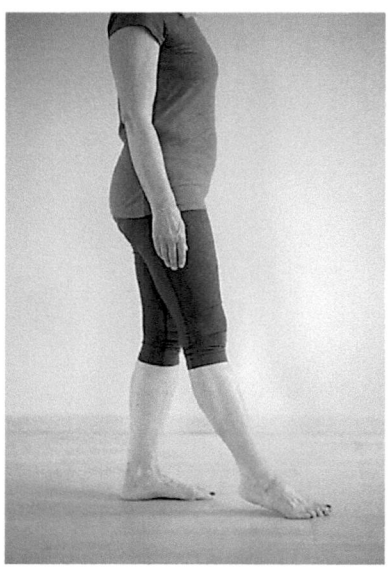 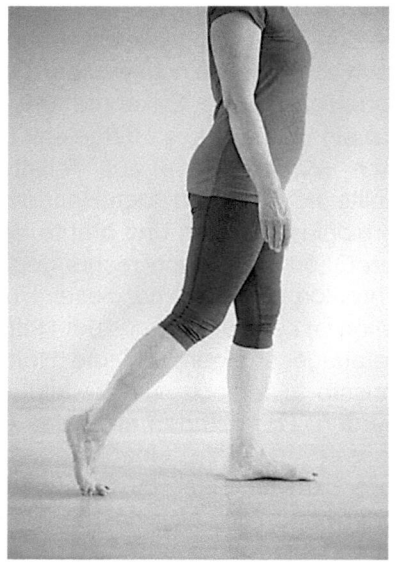

Seitliches Abspreizen mit dem neuen Hüftgelenk. Die Fußspitze zeigt dabei nach vorn.

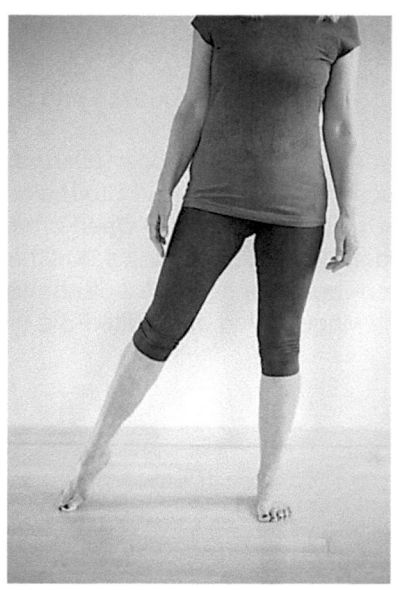

10) Richtig bücken

Oft wird Ihnen gesagt, dass Sie zum Bücken, um etwas vom Boden aufzuheben,
das Bein des betroffenen Hüftgelenkes
nach hinten in die Luft heben sollen, damit die neue Hüfte so gerade wie möglich bleibt!

Da Sie sowieso schon unsicher auf den
Beinen stehen und gehen, ist das eben
Beschriebene recht schwierig. Denn mit
dem gesamten Körper über einem Bein
stehen ist schon mit gesunden Hüftgelenken kaum durchzuführen. Außerdem
bewegen Sie sich insgesamt noch etwas
unsicher mit dem neuen Hüftgelenk.
Bitte stellen Sie den Fuß des operierten
Gelenkes gerade nach hinten. Wenn Sie
jetzt das vordere Knie beugen und den

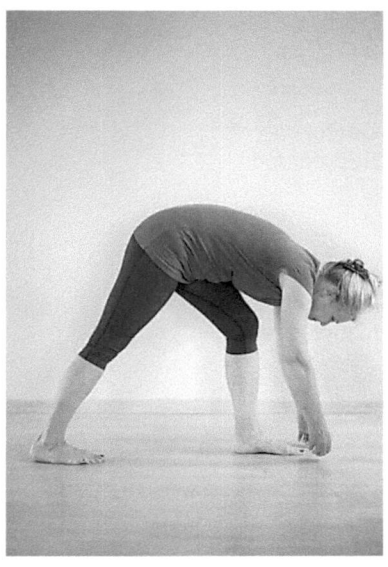

Oberkörper nach vorne bewegen, können Sie die Hände zum Boden führen
und etwas aufheben. Das betroffene Hüftgelenk bleibt dabei weitestgehend
gerade und Sie halten Ihren Körper mit beiden Füßen auf dem Boden stabil.

11) Beim Schlafen auf der frisch operierten Hüfte liegen!

Einige Orthopäden erlauben, dass Sie sofort nach der Hüft-TEP-Operation
auf der operierten Seite schlafen dürfen. Andere Ärzte sagen, wenn die
Wundheilung abgeschlossen ist, können Sie auf dem neuen Hüftgelenk liegen. Doch wann ist die Wundheilung abgeschlossen? Niemand kann von
außen sehen, ob das innenliegende Gewebe verheilt ist. Die äußere Wundheilung ist abgeschlossen, wenn sich die sichtbare Narbe komplett geschlossen hat und sich kein Schorf mehr darauf befindet. Frühestens dann können
Sie versuchen, auf der operierten Hüfte zu schlafen. Wenn Sie sich bei diesem Gedanken nicht wohl fühlen, liegen Sie lieber so, wie Sie es gewohnt
sind. Sprechen Sie dieses Thema bitte bei Ihrem behandelnden Arzt an.

26.2 Schmerzen / Arthrose im Kniegelenk

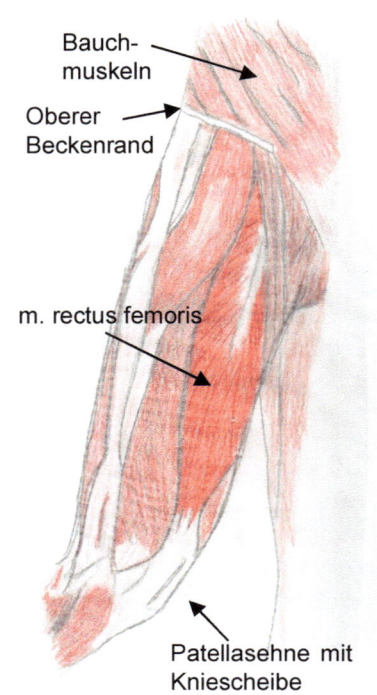

Bauch-
muskeln

Oberer
Beckenrand

m. rectus femoris

Patellasehne mit
Kniescheibe

Rechter vorderer Oberschenkel 26.2.1

In vielen Therapieeinheiten habe ich Patienten mit Knieschmerzen behandelt. Dabei ist mir ein Muskel besonders aufgefallen. Es ist der musculus rectus femoris. Er verbindet den unteren vorderen Beckenbereich mit der Vorderseite des oberen Schienbeins, kurz unterhalb des Kniegelenkes. Er geht also über das Hüft- und das Kniegelenk. Wenn sich der Muskel zusammenzieht, kippt er den Oberkörper nach vorne, beugt die Hüfte oder zieht das Bein hoch. Der gesamte Muskel ist auch für die Streckung des Kniegelenkes und für das Stehen zuständig. Der eigentliche Muskelanteil geht bis kurz oberhalb des Kniegelenkes. Dort ist der Muskel mit einer Sehne verbunden, die breit über das Kniegelenk geht und auf dem oberen Schienbein endet. Auf dem Kniegelenk bildet die Sehne eine Tasche in der sich die Kniescheibe befindet. Dieser Muskel kann überlastet werden zum Beispiel durch zu langes Stehen, ständiges Beugen und Strecken, durch Laufen oder Joggen und häufig wiederkehrenden Bewegungen, aber auch in vielen anderen Situationen. Wenn Muskeln überlastet werden, können sich in ihnen Verhärtungen bilden oder sie verhärten sich vielleicht komplett.

Aber was bedeutet dies für Ihre Bewegungen im Kniegelenk?

Wenn Sie Ihr Knie beugen, verlängert sich der Weg vom Becken bis zum Schienbein. Dazu muss sich unter anderem auch der musculus rectus femoris dehnen und strecken. Wenn sich aber Verhärtungen in dem Muskel befinden, arbeitet er nicht richtig. Verhärtungen ziehen sich nämlich nicht weiter zusammen und dehnen sich auch nicht. Wenn Sie nun Ihr Kniegelenk beugen und sich der Muskel nicht dehnt, wird die Kniescheibe in Ihr Kniegelenk gedrückt und an der Knochen-Sehnen-Verbindung am oberen Schienbein wird gezogen. Dadurch können das Kniegelenk und das Schienbein zu schmerzen beginnen. Wenn Sie eine Treppe empor oder hinunter gehen, sich auf einen Stuhl setzen oder aufstehen beziehungsweise einfache Geh-bewegungen durchführen, spüren Sie vielleicht ein Ziehen, Brennen, Ste-chen oder eine unangenehme Druckveränderung in Ihrem Kniegelenk. Be-wegen Sie sich bereits lange mit diesen beschriebenen Symptomen, können Sie das ganze Konstrukt im Kniegelenk schädigen. Die Folge könnte eine Operation im Kniegelenk sein.

Dieses möchte ich Ihnen gern ersparen und erkläre Ihnen, wie Sie die Schmerzen im Kniegelenk lindern oder gar entfernen können.

26.2.1 Schmerzlinderung im Knie durch Muskeldehnungen

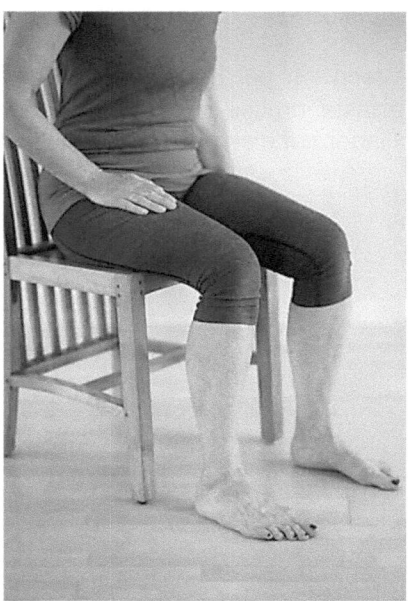

Setzen Sie sich bitte auf einen Stuhl und bilden einen 90 Grad Winkel mit dem schmerzenden Knie. Wenn Sie diese Haltung zu sehr schmerzt, kann der Winkel auch gerne etwas flacher ausfal-len. Stellen Sie Ihren Fuß auf den Bo-den. Nun legen Sie Ihre geschlossene flache Hand auf die obere Hälfte Ihres Oberschenkels. Dabei liegt der Daumen mittig auf dem Oberschenkel, der Hand-ballen nahe der Leistenbeuge und alle Finger zeigen geschlossen zum Knie. Nun drücken Sie Ihren Fuß leicht auf den Boden. Bemerken Sie jetzt eine Druck- oder Bewegungsveränderung im Oberschenkel unter Ihrer Hand? Durch Anspannung verformt und verkürzt sich der musculus rectus femoris. Nehmen Sie Ihre Hand vom Oberschenkel und entspanne den musculus rectus femoris.

Beugen Sie Ihre Finger zur Faust und ziehen diese mit Druck auf dem Muskel von oberhalb des Knies in Richtung Becken. Dabei sollte sich der Zeigefinger immer mittig des Oberschenkels befinden. Bemerken Sie dabei einige Stellen, die sich unangenehm anfühlen? Ist dieser Druck auch fast unerträglich? Alle diese negativ wahrgenommen Stellen sind Verhärtungen. Vielleicht drücken Sie aber auch zu wenig und spüren gar nichts. Dann sollten Sie beim Ziehen über den Muskel etwas stärker aufdrücken. Denn teilweise liegen die Verhärtungen auch etwas tiefer in der Muskulatur.

Wenn ich bei Patienten Verhärtungen ertaste, drücke ich mit einem oder zwei Finger auf diese Stelle, bis sie nur noch den Druck meiner Finger spüren.

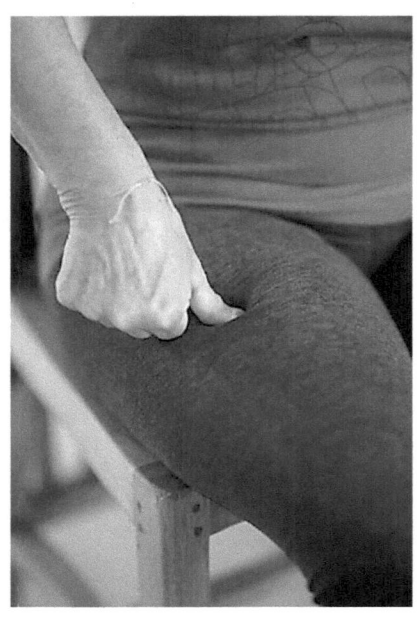

Dieses können Sie auch an sich selbst durchführen. Ziehen Sie noch einmal mit Ihrer Faust vom Knie beginnend auf dem musculus rectus femoris in Richtung Becken. Bei der ersten unangenehmen Stelle drücken Sie mit einem oder zwei Fingern darauf. Wenn Sie nach einigen Minuten des Drückens merken, der Druck wird angenehmer, obwohl Sie nicht weniger drücken, erhöhen Sie langsam den Druck. Das ist ein Zeichen dafür, das sich die Verhärtung langsam auflöst. Halten Sie Ihre Finger bitte so lange auf diese Stelle, bis Sie nur noch den Druck Ihrer Finger wahrnehmen. Dann ist diese Verhärtung aufgedehnt. So bearbeiten Sie bitte alle unangenehmen Stellen an diesem Muskel. Die meisten Verhärtungen befinden sich auf der oberen Hälfte des Oberschenkels.

Wenn Sie nicht so viel Kraft in den Fingern haben, können Sie auch Ihren Unterarm quer oder den Ellenbogen auf diesen Punkt drücken. Allerdings wieder so lange, bis Sie nur noch den Druck spüren.

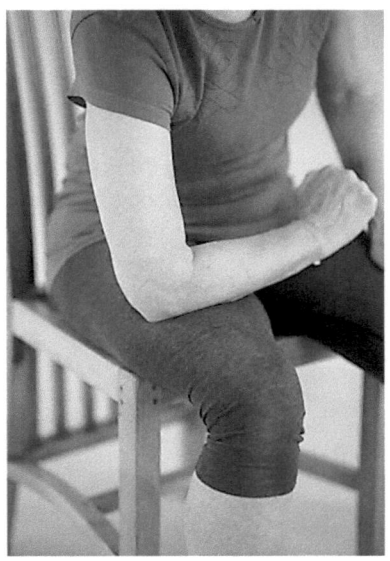 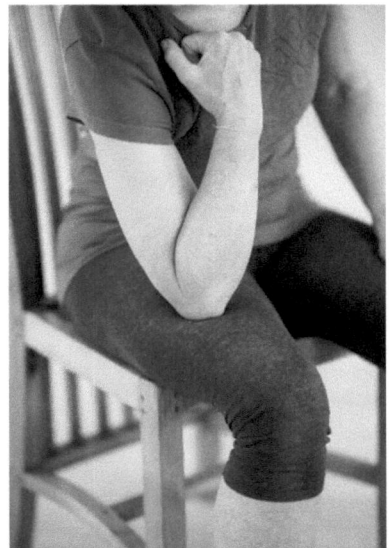

Haben Sie dann genug Verhärtungen aufgedehnt, müssen Sie mindestens 20 Minuten gehen. Je länger Sie Ihre Beine bewegen, umso nachhaltiger ist Ihre Eigenbehandlung. Selten kommt es vor, dass die ersten Schritte mit dem behandelten Bein etwas schwieriger durchzuführen sind. Denn Sie haben den Muskel „geärgert" und er will jetzt seine Arbeit nicht aufnehmen. Nach etwa 20 Metern sollte Ihnen das Gehen wieder leichter fallen. Durch das Aufdehnen der verhärteten Stellen in diesem Muskel, kann er sich wieder optimal verlängern / dehnen und verkürzen / anspannen. Der unangenehme Druck im Knie und am oberen Schienbein wird durch den gelockerten Muskel gemindert und die Schmerzen im Kniegelenk hören meistens auf. Ihr Knie können Sie danach leichter bewegen und intensiver beugen.

Warum müssen Sie nach dieser Behandlung gehen? Ihr Muskel im Oberschenkel soll diesen lockeren Zustand beibehalten. Denn wenn Sie beim Gehen auf dem behandelten Bein stehen, zieht sich der Muskel zusammen und spannt sich an, um das Kniegelenk zu strecken. Wenn Sie beim Gehen das Bein von hinten in der Luft nach vorne heben, ist das Knie leicht gebeugt, wodurch sich der musculus rectus femoris entspannen und verlängern muss.

Durch diesen andauernden und ständigen Wechsel zwischen verkürzen (anspannen) und verlängern (entspannen) „speichert" der Muskel diesen Zustand ab und Sie haben länger etwas von dieser positiven Entwicklung.

Wenn Sie allerdings nach Ihrem Aufdehnen der Verhärtungen sitzen bleiben oder nur ein paar Minuten Ihre Beine bewegen, kann ich Ihnen versprechen: die Verhärtungen kommen wieder. Und das wollen Sie doch sicherlich nicht.

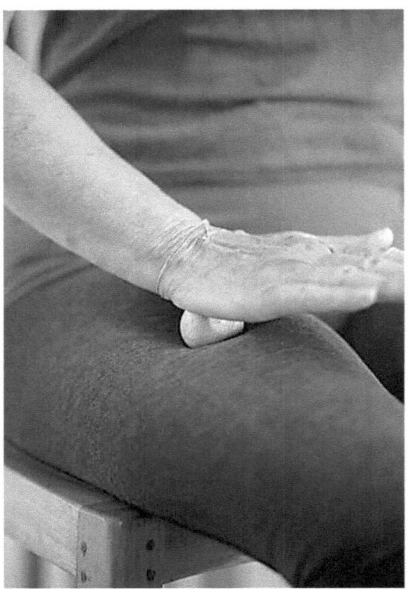

Haben Sie nicht so viel Kraft in den Fingern, schmerzen die Finger beziehungsweise Ihr Ellenbogen oder das Schultergelenk beim Drücken auf die verhärtete Stelle? Dann können Sie auch gerne einen Flummi, Golfball, einen runden glatten Stein oder eine Holzkugel mit dem Handballen auf die Verhärtung drücken. Denn hierbei kommt der Druck aus dem Oberarm und nicht aus der Schulter.

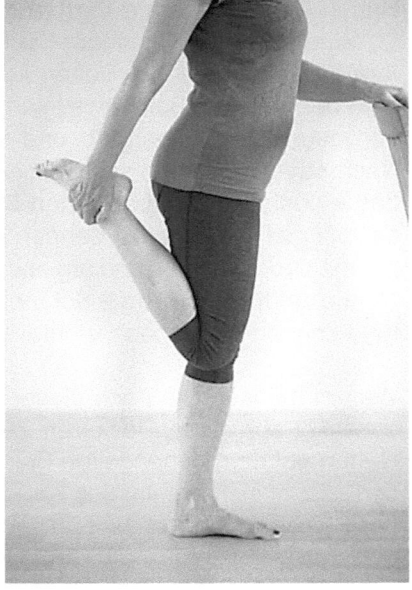

Wenn Sie noch nicht so starke Einschränkungen im Kniegelenk haben, können Sie auch Ihren Oberschenkel dehnen, indem Sie sich auf das gesunde Bein stellen. Das Bein des betroffenen Knies beugen Sie so weit, dass Sie den Fuß nach hinten heben, bis die Hand der gleichen Körperseite den Fuß greifen kann. Halten Sie den Fuß nun 60 Sekunden zum Dehnen fest. Teilweise zieht es jetzt bereits ganz intensiv im Oberschenkel. Wenn nicht, ziehen Sie bitte den Hacken weiter an Ihr Gesäß. Wenn es jetzt

immer noch nicht oder nur wenig im Oberschenkel zieht, schieben Sie das Hüftgelenk nach vorn und halten beide Kniegelenke auf gleicher Höhe. Jetzt zieht der Muskel im Oberschenkel und vielleicht auch über das Kniegelenk. Halten Sie diese Stellung bitte 60 Sekunden und gehen anschließend wieder einige Minuten. Die Dehnung können Sie gerne mehrmals wiederholen. Am besten halten Sie sich beim Stehen auf einem Bein irgendwo fest, damit Sie sicher stehen und sich nicht andere Muskelgruppen in dieser Zeit verspannen.

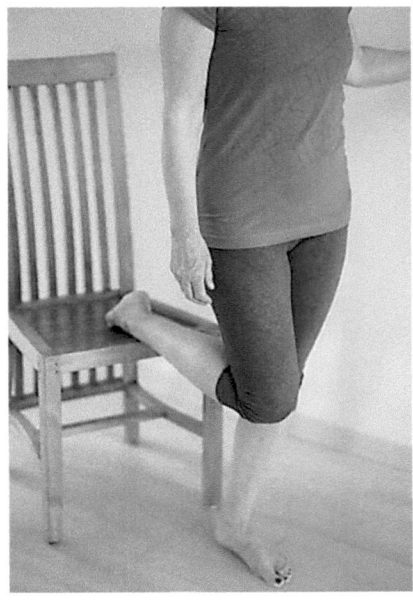

Wenn Sie Ihren Fuß nicht bis zum Gesäß heben und halten können, legen Sie Ihren Fuß zum Dehnen des Oberschenkels auf einen Stuhl. Um nicht das Gleichgewicht zu verlieren, sorgen Sie für sicheren Halt.

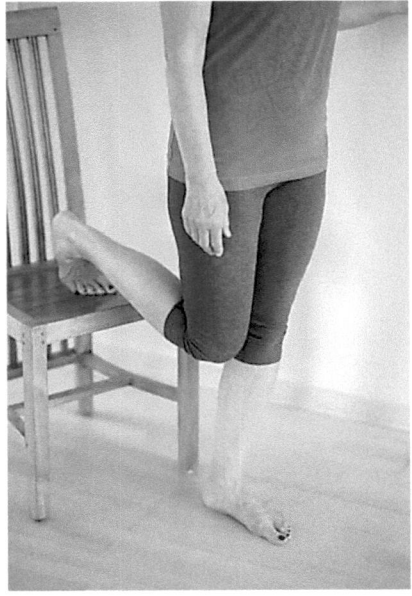

Wenn Sie Ihre Zehen auf die Sitzfläche stellen, beugen Sie das Knie etwas mehr und die Dehnung der Oberschenkelmuskeln ist noch intensiver.

26.3 Knieschmerzen und Wadenmuskeln

Sie fragen sich bestimmt: Wie passt das zusammen oder was hat das miteinander zu tun?

Der Zwillingswadenmuskel (musculus gastrocnemius) verbindet den hinteren unteren Oberschenkel mit dem Hacken. Er hat also Einfluss auf die Bewegungen im Knie- und Fußgelenk. Wenn Sie nun einer Beschäftigung nachgehen, bei der Sie beispielsweise lange und viel sitzen verkürzt sich dauerhaft der Abstand zwischen dem hinteren unteren Oberschenkel und Ihrem Hacken. Dadurch kann sich die Muskulatur verkürzen. Durch diese zu kurzen Muskeln ist das Gleichgewicht der gesamten Muskulatur um das Kniegelenk nicht mehr gegeben und es kann zu Schmerzen beziehungsweise schmerzhaften Bewegungen kommen.

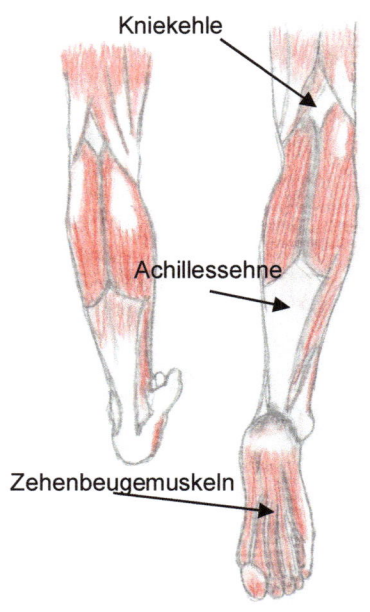

Kniekehle

Achillessehne

Zehenbeugemuskeln

Hintere Waden- und Zehenbeuge-muskulatur 26.3.1

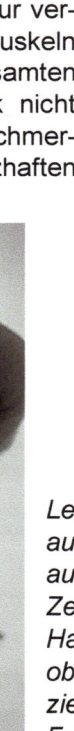

Legen Sie doch bitte einmal eine Hand auf eine Wade und stellen danach den auf dem Boden stehenden Fuß auf die Zehenspitzen. Sie merken an Ihrer Hand eine Druckveränderung. Der obere Teil der Wade verkürzt sich und zieht den Hacken hoch, damit sich das Fußgelenk streckt.

Wenn Sie nun lange auf einer Stelle stehend beziehungsweise kniend oder in Hockstellung arbeiten, können sich auch die Muskeln an den Waden verhärten oder verkürzen. Auch das kann negative Auswirkungen auf das Kniegelenk haben. Es kann sich sogar eine schmerzende Achillessehne daraus entwickeln. Oder es kommt bei anhaltenden Knieschmerzen, die durch Verhärtungen in den Beinmuskeln entstehen, zur Diagnose „Arthrose im Kniegelenk".

Sollten Sie die beschriebenen Einschränkungen aufweisen, lesen Sie dazu bitte das *Kapitel 27.1 Passives Dehnen der Wadenmuskulatur* durch und führen die Übung aus.

27 Schmerzen / Arthrose im Fußgelenk

Die Muskeln werden in der Medizin in Agonisten (Spieler) und Antagonisten (Gegenspieler) aufgeteilt. Mit Agonisten werden die aktiven und mit Antagonisten die passiven und entspannten Muskeln bei einer Bewegung bezeichnet.

Meine Beschreibungen zu den Verkürzungen der Wadenmuskulatur in *Kapitel 26.3* haben auch Auswirkungen auf die Fußgelenke. Wenn ich zum Beispiel meine Wadenmuskulatur aktiv dehne, hebe ich aktiv den Vorfuß an und spanne beziehungsweise verkürze damit meine Muskeln am äußeren Schienbein. Diese Muskelgruppe zieht nämlich den Vorfuß und die Zehen hoch. Gleichzeitig entfernt sich mein Hacken vom Rumpf (wie bei einer Wippe, siehe dazu **Bild 27.1.1 auf Seite 114).** Da sich durch diesen Ablauf der Weg von der Kniebeuge bis zum Hacken verlängert, wird die gesamte Wadenmuskulatur langgezogen und gedehnt. Wenn ich diesen Vorgang aktiv und öfter durchführe, verkürze beziehungsweise überlaste ich eventuell dauerhaft meine Schienbeinmuskeln. Denn es können sich Verhärtungen oder Verkürzungen durch die aktive und überfordernde Anspannung der Muskeln gebildet haben. Dieses kann wiederum zu zusätzlichen Schmerzen auf dem Fußrücken, dem vorderen Fußgelenk beziehungsweise in den Zehen oder wieder im Kniegelenk führen.

Wenn die Wadenmuskeln zu kurz sind, kann es zu Schmerzen im Fußgelenk kommen. Außerdem können Sie den Vorfuß beim Gehen nicht mehr ausreichend anheben und das Gehen wird beschwerlicher. Wenn Sie den Vorfuß nicht hoch genug anheben, kann es passieren, dass Sie mit den Zehen oder

der Schuhspitze gegen eine Erhöhung (Teppich, Pflastersteine, Bordsteinkante) stoßen und sich Ihre Sturzgefahr erhöht.

Deshalb führen Sie doch bitte die Dehnübungen von
Kapitel *27.1*   *Passives Dehnen der Wadenmuskulatur* durch.

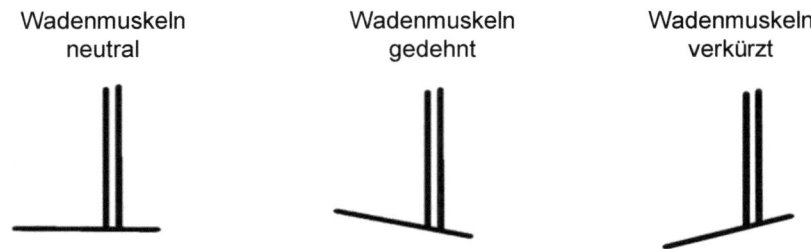

| Wadenmuskeln | Wadenmuskeln | Wadenmuskeln |
| neutral | gedehnt | verkürzt |

Fußstellungen zum Unterschenkel 27.1.1

27.1 Passives Dehnen der Wadenmuskulatur

Achtung Bitte die anschließenden Dehnungsübungen bei Verletzungen am Kniegelenk, Knieimplantaten, Verletzungen im Fuß- beziehungsweise Fußgelenksbereich, vorsichtig durchführen. Die Dehnungsübungen bitte nicht anwenden bei vorhandenen Schrauben, Platten oder ähnlichem im Fußgelenk. Denn Sie könnten dadurch Ihrem Körper Schaden zufügen.

Führen Sie eine Dehnung möglichst passiv durch.

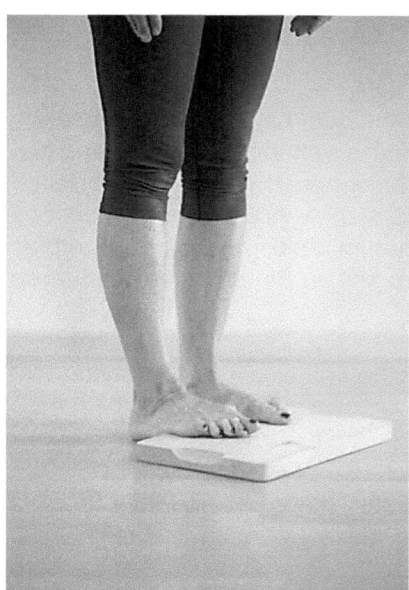

Um die Wadenmuskulatur zu dehnen, können Sie Ihren Vorfuß auf eine schräge Ebene, ein altes Buch (vielleicht zu Beginn ein etwas flacheres), ein Brett oder eine abgesenkte Bordsteinkante stellen. Bleiben Sie 60 Sekunden so stehen und gehen danach circa 20 Meter. Führen Sie diese Dehnung und das anschließende Gehen bitte mehrfach hintereinander durch.

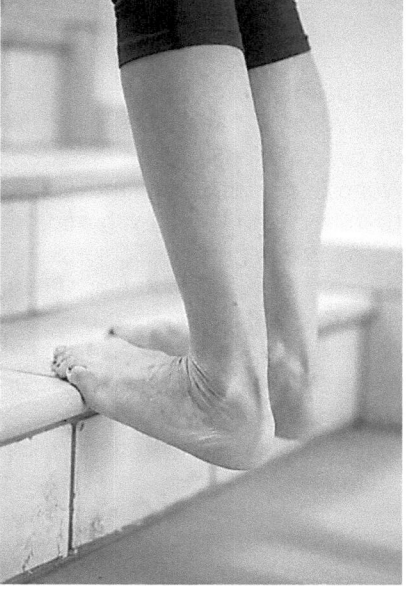

Sie können sich aber auch mit dem vorderen Drittel Ihrer Füße auf eine Stufe stellen und den Hacken durch das eigene Körpergewicht passiv und sehr langsam absenken lassen. Bitte nicht nachdrücken oder wippen. Denn dadurch können sich Faserrisse in der Muskulatur bilden. Dieses sind Risse in den Wadenmuskeln, in denen sich Einblutungen bilden können, was sich wiederum negativ auf Ihr Gangbild

auswirken kann. Bleiben Sie 60 Sekunden so stehen, treten von der Stufe herunter und gehen etwa 20 Meter. Führen Sie diese Dehnung mit dem anschließenden Gehen bitte mehrfach hintereinander durch.

Wenn Sie sich für das Dehnen der Wadenmuskulatur entscheiden, bei dem Sie Ihre Vorfüße auf ein dünnes Buch stellen, sollten Sie folgende Dehnungsmöglichkeit einmal ausprobieren. Nehmen Sie zuerst ein flacheres Buch und stellen Sie das vordere Drittel ihrer Füße auf das Buch. Sollte es in den Waden leicht ziehen, ist die Dicke des Buches gut. Sollte es in den Waden nicht oder nicht mehr unangenehm ziehen, stellen Sie das vordere Drittel der Füße auf ein etwas dickeres Buch, bis es auch hier nicht mehr in den Waden zieht. Sorgen Sie bitte wegen des Unfallschutzes während der Dehnungsphasen für sicheren Halt.

Wenn Sie sich für die Stufenvariante entscheiden, halten Sie sich bitte am Geländer oder etwas anderem fest. Dann muss sich Ihr Gehirn während des Dehnvorganges nur auf die Dehnung und nicht auch noch um das Halten des Gleichgewichtes kümmern. Wenn Sie sich während dieses Dehnens nicht festhalten, können sich die Muskeln zum Stabilisieren des Rumpfes verspannen oder gar verhärten. Außerdem sollten Sie immer an den Ihren Unfallschutz denken.

Achtung: Beim Dehnen der Muskulatur bitte immer die 60-Sekunden-Regelung einhalten.

Das bedeutet in den oben genannten Fällen: 60 Sekunden die Muskeln an den Waden dehnen, danach die Muskulatur bewegen, indem Sie etwa 10 bis 20 Meter gehen. Wiederholen Sie diese Dehnung mehrere Male. Wenn Sie diesen Dehnungsvorgang abgeschlossen haben, gehen Sie bitte 10-15 Minuten. Denn während der Hacken beim Gehen auf den Boden gestellt wird, ziehen die Schienbeinmuskeln den Vorfuß hoch und die Wadenmuskeln müssen sich entspannen und verlängern. Der komplette Fuß senkt sich dann auf den Boden und der Körper bewegt sich über das Standbein. Während dieser Stehphase sind alle Muskeln des Standbeines angespannt. Wenn sich der Hacken vom Boden löst und sich der Vorfuß vom Untergrund abstößt, verkürzen sich die Wadenmuskeln und ziehen den Hacken hoch. Durch diesen andauernden Wechsel zwischen anspannen (verkürzen) und entspannen (verlängern) „gewöhnt" sich die Wadenmuskulatur an den neuen entspannten Zustand und behält ihn länger bei.

27.2 Schmerzen im Fuß / auf dem Fußrücken

Haben Sie Schmerzen in den Zehen, den Zehengelenken, im Fußgelenk oder auf dem Fußrücken, ohne dass Sie sich einer Operation unterziehen mussten? Vielleicht schmerzt Ihr Fuß beim Abrollvorgang im Gehen oder einfach, wenn Sie stehen?

Dann sollten Sie die Übungen:
27.1   *Passives Dehnen der Wadenmuskulatur*   und
27.3   *Dehnen der lateralen Schienbeinmuskeln*   durchführen.

27.3 Dehnen der lateralen Schienbeinmuskeln

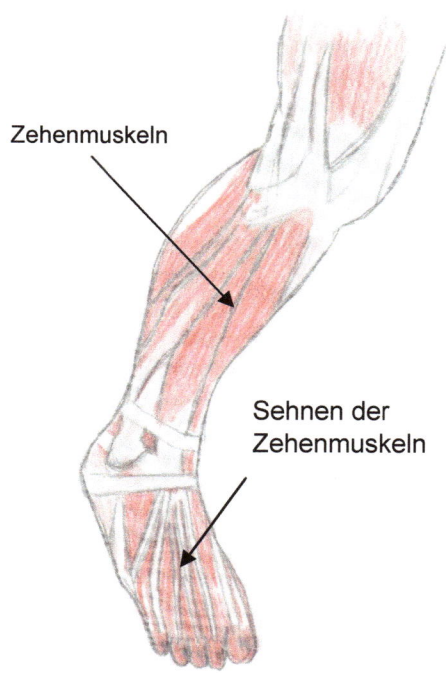

Zehenmuskeln

Sehnen der
Zehenmuskeln

Außen neben unseren Schienbeinen befinden sich die Muskeln zum Anheben der Zehen und des gesamten Vorfußes. Außen sind die Muskeln, die den Vorfuß nach außen hochziehen.

Rechtes Bein mit Fuß 27.2.1

Achtung: Bitte diese Dehnungsübung nicht durchführen, wenn Sie eine Verletzung in den Fußgelenken, ein Implantat oder eine Fixation wie Schrauben, Platten oder ähnliches im Bereich des Fußgelenkes haben.

Legen Sie Ihren Fuß zum Dehnen der Schienbeinmuskulatur mit dem Fußrücken auf einen Stuhl. Um nicht das Gleichgewicht zu verlieren, sorgen Sie für sicheren Halt.

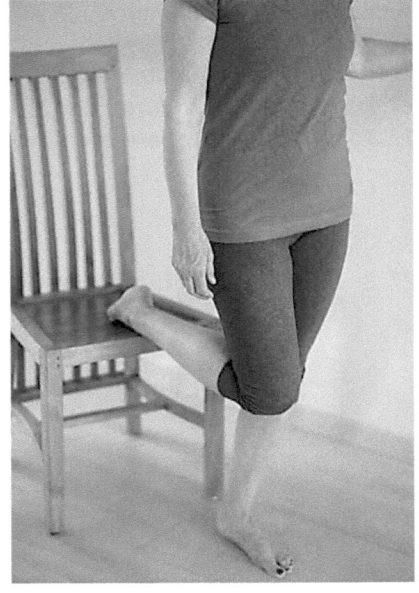

Diese beschriebenen Dehnungsmethoden können Sie gerne mehrfach täglich durchführen, aber bitte immer nur für 60 Sekunden. Und nach jeder einzelnen Dehnung bitte einige Schritte gehen, damit die Muskulatur diese Lockerung abspeichert und beibehält, aber ihre durchzuführenden Aufgaben nicht vergisst.

28 Unser Schmerzgedächtnis (bei Schmerzen / Arthrose im Knie, Hüfte, der Lendenwirbelsäule, Finger- / Handgelenken oder in diversen anderen Gelenken)

Wenn unser Körper zum Beispiel bei verschiedenen Bewegungen unserer Extremitäten oder des Rumpfes etwas Unangenehmes feststellt, reagiert unser Gehirn mit unphysiologischen Bewegungen. Dieser Umstand ist uns selber nicht unbedingt bewusst. Wenn sich dazu noch schmerzende Gelenke an den Schultern, Armen, Händen oder an der Wirbelsäule entwickeln, verringern sich die Bewegungen in diesen Gelenken immer mehr, um die Schmerzen zu vermeiden. Bei zunehmenden Schmerzen in den Hüft-, Knie- oder Fußgelenken werden die Bewegungen der Gelenke minimaler, aber die schwankenden Bewegungen des Rumpfes werden dagegen immer ausladender. Es entstehen zusätzlich Ausgleichsbewegungen an anderen Stellen des Körpers. Nur leider können sich durch diese Ausgleichsbewegungen an diesen anderen Stellen des Körpers wiederum Schmerzen entwickeln. Meistens geht man allerdings erst dann zum Arzt, wenn der Leidensdruck so hoch ist, dass dringend etwas daran geändert werden muss. Denn es gibt ja immer wieder wichtigere Dinge, wie beispielsweise die persönliche Verwirklichung in der Firma, die Freizeit, der Einsatz in der eigenen Familie und vieles mehr, als das eigene Wohlbefinden. Aber dadurch wird meist zu lange gewartet, was dann oft auf eine Operation oder auf ein künstliches Gelenk hinausläuft.

Was hat das mit unserem Schmerzgedächtnis zu tun? Wenn wir über einen längeren Zeitraum einen immer intensiveren Schmerzzustand entwickeln, speichert unser Schmerzgedächtnis dieses leider ab. Manchmal genügt ein kurzer, aber intensiver Schmerz, um das Gehirn zu veranlassen, gewisse Bewegungen nicht mehr durchzuführen oder Muskeln anzuspannen, um dieses betreffende Körperteil zu schützen beziehungsweise bestimmte Aktivitäten zu vermeiden. Durch diese starren und minimalistisch durchgeführten Bewegungen werden meistens die Schmerzen in dem betreffenden Gelenken stärker. Um dieses zu umgehen werden vielleicht mehrere Gelenke dauerhaft leicht gebeugt. Dadurch werden die Gelenke und die umliegende Muskulatur einseitig belastet und Muskeln beginnen zu verkürzen oder zu verhärten.

Bei zunehmenden Schmerzen in der Lendenwirbelsäule wird zu deren Stabilisierung vielleicht eine Gesäßhälfte intensiver angespannt als die andere, wodurch wiederum noch unphysiologischer auf die Lendenwirbelsäule eingewirkt wird. Aus dieser ungleichen Spannung in der Muskulatur kann der Oberkörper schleichend immer weiter zu einer Seite oder nach vorn kippen. Hierbei kann die Muskulatur an der kompletten Wirbelsäule in Mitleidenschaft gezogen werden und sich der Schmerzzustand weiter verschlechtern. Je länger beziehungsweise intensiver ein Schmerz wahrgenommen wird, umso fester manifestiert er sich im Schmerzgedächtnis, wobei auch die Art der Ausgleichsbewegungen abgespeichert wird. So wird auch ein sich schleichend entwickelndes Humpeln, Oberkörperschwanken, starr bewegendes Körperteil oder ein anderes unphysiologisches Bewegungsbild mit der Zeit vom Gedächtnis als normal abgespeichert, obwohl dies nicht der Fall ist.

Jetzt nehmen wir einmal an, dass Ihr schmerzendes Gelenk an einem Bein durch eine künstliche Prothese operativ ersetzt wurde. Nun habe ich aber schon viele Patienten gesehen, die Wochen nach der Operation beim Gehen ohne Unterarmgehstützen immer noch dieselben unphysiologischen Bewegungen durchführten wie vor der OP. Ich kann es mir eigentlich nur so erklären: Ihr Gehirn weiß genau, dass Ihnen ein neues Kniegelenk eingesetzt wurde, und somit ist die schadhafte Stelle beseitigt. Doch das Schmerzgedächtnis wurde während der Operation schlafen gelegt. Das Gehirn „sagt" dem Schmerzgedächtnis nach der OP mehrfach: „Hey, wir haben ein neues Gelenk. Die Zeit der Schmerzen ist vorbei!" Aber das Schmerzgedächtnis denkt sich vielleicht: Du kannst mir viel erzählen. Diese Erfahrungen des schmerzfreien Zustandes möchte ich lieber selber machen. Also wartet das Schmerzgedächtnis bei jedem Schritt oder jeder Bewegung der vorher schmerzenden unteren Extremität auf den Schmerz. Wenn man nämlich einige Patienten kurz nach der OP beim Gehen an Unterarmgehstützen beobachtet, treten sie ganz vorsichtig mit dem operierten Bein auf. Wenn ich mit diesen Patienten eine Übung zur besseren Körperwahrnehmung durchführe und diese in einer anschließende Gangschulung einbeziehe, gehen die Patienten aufrechter und sicherer. Bei Patienten mit beispielsweise einem neuen Gelenk an einer unteren Extremität oder nach einer Operation an der Lendenwirbelsäule führe ich als letzte Übung immer eine Wahrnehmung durch, die das betreffende operierte Körperteil mit einbezieht. Denn wenn die Patienten ihren Bauchnabel wieder für 0,5 Zentimeter einziehen und ihre Aufmerksamkeit auf die operierte oder vor dem Gehtraining noch schmerzende Stelle im Körpers legen, sind sie meist schmerzfrei. Wenn sie aber die Bauchmuskulatur beim Gehen wieder lockerlassen, schießen plötzlich wieder Schmerzen in das betreffende Körperteil oder es gibt dort eine spontane negative und teilweise sehr unangenehme Druckveränderung und

Instabilität. Denn wenn Sie Ihre Bauchmuskulatur wie in **Kapitel 12 bis 12.3** beschrieben anspannen, erfährt Ihr Schmerzgedächtnis die Stabilität des neuen Gelenkes, aber vor allem die enorme Schmerzreduzierung beim Gehen. Durch diese immer wiederkehrenden positiven Erfahrungen beim Gehen und Bewegen mit leicht eingezogenem Bauchnabel überschreibt Ihr Schmerzgedächtnis seinen negativen Inhalt langsam in wohlwollendere Ereignisse und die Aufmerksamkeit auf den Schmerz wird immer geringer.

29 Achillessehne schmerzt

Bei zunehmenden Schmerzen in der Achillessehne sollten Sie sich die Frage stellen, ob Sie viel sitzen oder lange stehen beziehungsweise längere Strecken am Tag gehen oder in der Freizeit viel Sport betreiben. Wenn „Ja", drücken Sie bitte einmal bei entspannter Muskulatur, sitzend mit den Händen Ihre Wadenmuskeln zusammen wie auf dem Bild in **Kapitel 26.3** zu sehen. Wenn dieses einen unangenehmen Druck oder ein Ziehen, Stechen und / oder Brennen auslöst, liegt es vielleicht nicht an Ihrer Achillessehne, sondern an Ihrer Wadenmuskulatur, die sich mit der Zeit verkürzt oder verhärtet hat. Dadurch wird vielleicht bei jedem Schritt zu viel Belastung in Form von Zug auf die Achillessehne ausgeübt. Dann führen Sie bitte die Übungen aus **Kapitel „27.1 Passives Dehnen der Wadenmuskulatur"** mehrfach hintereinander und auch an mehreren aufeinander folgenden Tagen durch.

Achtung: Achten Sie bitte darauf, dass die Dehnung zu Beginn nicht zu intensiv und unangenehm ausfällt, sonst kann schlimmstenfalls die Achillessehne reißen. Führen Sie die Übungen lieber moderat, mit einem nur leichten Ziehen und für circa 60 Sekunden mit etwa sechs bis sieben Wiederholungen durch. Das ist für die Sehne und die Muskulatur besser.

Wenn sich die Schmerzen in Ihrer Achillessehne durch das Dehnen nicht wesentlich verbessern sollten, empfehle ich Ihnen ein Fuß- Achillessehnen-Waden-Tape durch eine darin ausgebildete Person aufkleben zu lassen. Auch Schmerzen, die beim Gehen oder Hinabsteigen einer Treppe auftreten, können durch ein gezielt eingesetztes Tape die Achillessehne unterstützen und entlasten. Unser Körper benötigt einige Zeit, bis das Tape zu wirken beginnt, denn die Spannungen werden teilweise auf andere Muskelgruppen umgeleitet, was die schmerzende Stelle entlastet und die Schmerzen zu lindern beginnt.

30 Kleinen Zeh ausgerenkt / ausgekugelt

Dies ist mir leider auch schon mehrmals passiert. Wenn Sie sich einmal den kleinen Zeh ausrenken sollten, warten Sie bitte den größten Schmerz erst einmal ab. Dann empfehle ich Ihnen, einen Zügelverband anzulegen beziehungsweise anlegen zu lassen. Mit einem solchen wurde ich bereits durch meine ehemalige Chefin versorgt. Sie hat mir den Zeh erst einmal in meine körpereigene „normale Lage" angeglichen. Hierzu hat sie den ausgekugelten Zeh mit dem kleinen Zeh des gesunden Fußes augenscheinlich verglichen und dann fast schmerzfrei in die richtige Position geschoben. Danach hat sie mir einen Zügelverband angelegt. Diesen durfte ich die nächsten sechs Wochen nicht abnehmen.

Warum soll der „Zügelverband" nicht regelmäßig gewechselt werden?

Mit jedem neu angelegten Zügelverband verschiebt sich das ausgekugelte Gelenk für ein Bruchteil eines Millimeters und muss sich dadurch immer wieder neu finden. Dieser immer wiederkehrende neue Vorgang des Zusammenwachsens verzögert die Heilung des Gelenkes. Wenn sich der Zügelverband an einigen Stellen etwas lösen sollte, klebte Sie einen neuen Streifen Leukoplast locker darüber.

Eine Arbeitskollegin hat sich vor einigen Monaten ihren rechten kleinen Zeh ausgekugelt. Sie bekam einen Zügelverband angelegt. Nach gut 14 Tagen humpelte sie immer noch und klagte über Schmerzen, denn der Verband wurde alle zwei Tage gewechselt. Dieses Vorgehen ist zwar hygienischer, aber nicht sinnvoll. Durch den ständigen Verbandwechsel traten fortwährend neue Schmerzen auf, weil die Gelenke des kleinen Zehs immer wieder auseinander gezogen wurden. Als ich dieses meiner Arbeitskollegin erklärte und sie dieses beherzigte, wurde ihr Gangbild durch das schnellere Zusammenwachsen des Gelenkes und das Angleichen der Standbeinphasen physiologischer. Es setzte zusätzlich eine schnellere Schmerzlinderung ein.

Zügelverband anlegen:

Schneiden Sie sich ein etwa 25 Zentimeter langes Stück Pflaster von einer Rolle Hansaplast oder etwas Ähnlichem ab. Stellen Sie Ihren betroffenen Fuß auf den Boden. Breiten Sie das Pflaster aus und legen beispielsweise Ihren rechten Fuß mit den Zehen 4 und 5 auf den Pflasterstreifen. Belasten sie ihren Fuß jetzt, denn der Vorfuß spreizt sich dabei etwas. Wie auf den anschließenden Bildern zu sehen, führen Sie nun den linken Streifen zwischen Zeh 3 und 4 und kleben ihn locker schräg auf Ihren Vorfuß in Richtung Außenseite. Den rechten Streifen führen Sie locker diagonal zur Mitte des Fußrückens.

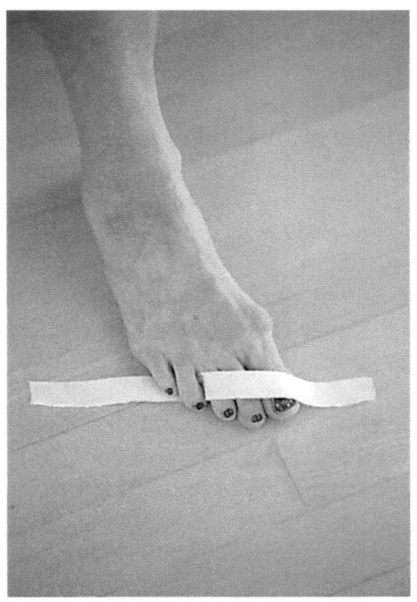 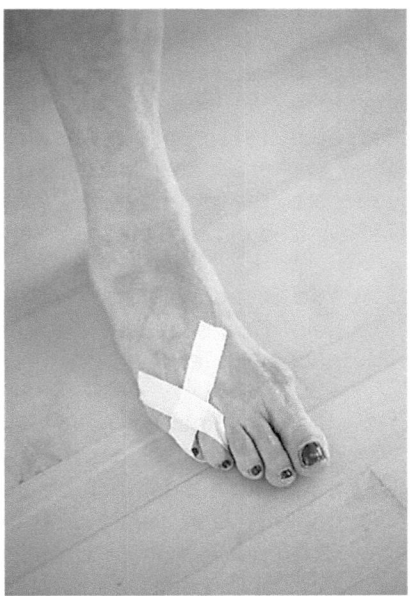

Es ginge natürlich einfacher: Den Fuß in der Luft zu halten oder den Unterschenkel des betroffenen Beines auf den anderen Oberschenkel zu legen und dann den Zügelverband anzulegen. Dann bekommen Sie aber Schwierigkeiten beim Auftreten. Denn der Mittelfuß bewegt sich bei Belastung, also beim Auftreten, leicht auseinander. Aber die Zehen werden durch diesen Zügelverband fest zusammengehalten und verdrehen sich beim Auftreten, was bei mir wieder Schmerzen verursacht hat. Ihnen soll es nicht so ergehen.

31 Wie lange soll ich die Unterarmgehstützen benutzen?

Viele Patienten möchten die Unterarmgehstützen (UAGS) so schnell wie möglich wieder loswerden, was ich auch wirklich gut verstehen kann. Doch Sie sollten bedenken, dass Sie sich vor der OP über Monate oder sogar Jahre ein unphysiologisches Gangbild angeeignet haben. Damit Ihr Gehen wieder „sicher und normal" wird, benötigt Ihr Gehirn beziehungsweise Ihr Schmerzgedächtnis Unterstützung. Denn wie bereits unter **Kapitel 25 und 28** beschrieben, braucht Ihr Schmerzgedächtnis etwas länger um die negativen Vorerfahrungen zu überschreiben oder zu löschen. Während meiner Arbeit sage ich den Patienten immer, dass ich sehr gut verstehen kann, dass die UAGS wirklich nicht sexy aussehen und Sie auch nicht körperlich beeinträchtigt wirken wollen. Doch wenn Sie wieder ein physiologisches Gangbild erhalten wollen, sollten drei Gegebenheiten erfüllt sein. Wenn Sie daheim einen bodentiefen Spiegel und davor etwa zwei bis drei Meter freie Fläche haben, stellen Sie sich vor den Spiegel. Gehen Sie auf Ihr Spiegelbild zu und beobachten Sie folgende drei Punkte beim Gehen ohne Unterarmgehstützen (UAGS). Und bitte, seien Sie beim Beobachten ehrlich zu sich.

1. Ihre Standbeinphasen sollten beim Gehen ohne UAGS gleich lang sein. Das bedeutet: die Phasen, bei denen die Füße beim Gehen nacheinander den Boden berühren ist gleich lang.

2. Ihr Oberkörper soll beim Gehen ohne UAGS nicht mehr ab dem Knie- oder Hüftgelenk hin und her schwanken, sondern in Mittelstellung bleiben. Wenn dies noch nicht einzuhalten ist, bitte weiterhin an UAGS gehen. Denn selbst aus kleinen und minimalen Bewegungen des Oberkörpers könnte schnell wieder ein ausladendes und auffallendes Schwanken des Oberkörpers werden. Jeder Oberkörper schwankt etwas. Aber bei nicht beeinträchtigten Personen kommt das leichte Schwanken bereits aus den Fußgelenken.

3. Sie sollten sich nicht mehr auf das Gehen konzentrieren müssen. Wenn auch dieses noch nicht der Fall ist, bitte weiterhin die UAGS benutzen.

Leider gelingt den wenigsten Patienten während einer Reha ein physiologisch richtiges Gangbild ohne das Benutzen der UAGS zu entwickeln. Deshalb halten Sie durch und wenn Sie Ihre Bauchmuskulatur beim Gehen ein wenig anspannen, wie bei der Körperwahrnehmung in **Kapitel 12.1** und der Gangschulung in **Kapitel 12.2** beschrieben, gelingt es auch bald, sicher ohne UAGS zu gehen. Doch Sie wissen ja, dass unser Gehirn viel schneller reagiert, als uns das bewusst wird. Denn wenn Sie die UAGS zu früh beiseitelegen beziehungsweise nicht mehr benutzen, ist vielleicht weiterhin eine Unsicherheit beim Gehen vorhanden. Vielleicht entwickelt sich dadurch auch nach der Gelenks-Operation weiterhin ein unphysiologisches Gangbild. Und wer möchte schon gern Monate nach einer Prothesen-Operation zu hören bekommen: „Ich denke, du hast ein neues Gelenk erhalten. Warum gehst du denn immer noch so komisch wie vor der Operation?"

32 Knochenproduktion anregen nach einer Gelenks-Prothesen-OP

Warum sollte die Produktion von neuem Knochenmaterial nach dem operativen Einsetzen einer neuen Gelenkprothese angeregt werden?

Das neue künstliche Gelenk soll so schnell wie möglich in den Knochen einwachsen. Das bedeutet, dass neues Knochenmaterial um das künstliche Gelenk oder den Stift im Oberschenkel nach einer Hüft-OP produziert werden soll. Doch Ihr Knochen benötigt einige Reize, um neues Knochenmaterial herzustellen. Diese Reize bestehen aus Kompression und Vibration. Kompression bekommt der Knochen, wenn Sie auf dem betreffenden Bein stehen. Dann wird Druck auf den Knochen ausgeübt, was den Knochen zum Produzieren von neuem innenliegendem Material anregt. Vibrationsreize erhält der Knochen bei jedem Schritt beim Gehen, wenn Sie mit dem Hacken beziehungsweise dem Fuß auf dem Boden auftreten. Dann gibt es leichte Vibrationen im Gewebe und den Knochen des gesamten Beines. Wenn Sie Ihr Körpergewicht auf beide Beine verteilen und, soweit es der Arzt erlaubt, spazieren gehen oder sich im Haus bewegen, machen Sie alles richtig. Viele Patienten sehe ich aber oft in Schonhaltung. Sie stehen auf dem gesunden Bein und das operierte Bein beugen sie in der Hüfte und im Kniegelenk. Dadurch wird es leider nicht belastet. Wenn sie sich nun auch noch wenig bewegen und wenig gehen, „denkt" sich der Knochen: „Ich werde ja gar nicht gebraucht. Also muss ich auch kein neues Knochenmaterial produzieren". Sie dürfen sich gern in Schonhaltung hinstellen. Doch wenn es Ihnen bewusst wird, belasten Sie bitte Ihr betroffenes Bein wieder und gehen etwas mehr als sonst. Dann machen Sie alles richtig und Ihre Prothese in der unteren Extremität verbindet sich schneller mit dem Knochen.

Neurologische Erkrankungen

Es gibt neurologische Erkrankungen, bei denen die Verbindungsnerven vom Gehirn bis zu einem bestimmten Körperteil geschädigt wurden oder noch immer werden. Dies geschieht beispielsweise durch einen Hirninfarkt plötzlich oder einer anhaltenden und fortwährend verschlechternden Multiple Sklerose (MS) sowie Amyotrophen Lateralsklerose (ALS) dauerhaft. Und bei einem Dopaminmangel im Gehirn entwickelt sich oft eine zunehmend schlechter werdende Morbus Parkinson Erkrankung.

Einige neurologische Erkrankungen beginnen schleichend und die zutreffende Diagnosestellung, bis die Patienten wissen, zu welcher Erkrankung sich die Gesamtheit der Beeinträchtigungen entwickelt hat, dauert oft Jahre. Bei einem Hirninfarkt ist das etwas anders. Die plötzlich auftretende Schädigung im Gehirn hat sofort Auswirkungen auf einzelne Körperbereiche. Das Kribbeln oder Taubheitsgefühl, die Unfähigkeit sich teilweise zu bewegen beziehungsweise eine undeutliche (verwaschene) Aussprache setzt von jetzt auf gleich ein. Mit diesen unterschiedlichsten Formen der Beeinträchtigungen von neurologischen Erkrankungen müssen die Betroffenen erst einmal fertig werden und diese verarbeiten.

Während einiger Therapien mit neurologisch erkrankten Personen durfte ich Folgendes beobachten:

Wenn Sie über Ihre persönliche Situation oder nicht gelingenden Bewegungen beziehungsweise Übungen unzufrieden sind, dürfen Sie sich ruhig ärgern. Sie dürfen sich auch sehr intensiv ärgern. Nur möchte ich Ihnen mitteilen, dass durch Ihren aktiven Unmut ein neuronales Feuerwerk in Ihrem Gehirn entfacht wird. In dieser Zeit brauchen Sie nicht versuchen, gezielte Bewegungen durchzuführen. Die gelingen nämlich nicht. Ich erkläre es mir so: Ihre Neuronen schießen in der Zeit des Ärgerns so intensiv, dass Ihr Gehirn keine zusätzliche Kapazität aufbringen kann, um eine bestimmte Übung oder Bewegung durchzuführen. Erst wenn Sie sich beruhigt haben, können einzelne Regionen im Gehirn ihre Tätigkeit wieder aufnehmen und auf der vorhandenen Datenbahn Informationen mit dem betreffenden Körperteil austauschen und eine Bewegung wird initiiert beziehungsweise gelingt wieder.

33 Plastizität des Gehirns

Während meiner Ausbildung zur Ergotherapeutin habe ich von der Plastizität des Gehirnes erfahren. Das bedeutet, unser Gehirn kann sich umorganisieren und die Aktivitäten aus den zerstörten Hirnarealen können durch andere Bereiche des Gehirns übernommen werden. Es wird dazu allerdings viel Zeit, Stimulation und Training benötigt.

Das bedeutet für mich, es können an einem geschädigten und / oder beeinträchtigten Körperteil Reize unterschiedlichster Art durchgeführt werden, um eine neue Nervenverbindung von dieser Körperregion zu einem neuen und gesunden Areal im Gehirn aufzubauen. Je öfter und intensiver Sie diese Reize wie beispielsweise klopfen, reiben, komprimieren (kneten) und durch bewegen setzen und durchführen, umso stärker und stabiler wird diese Nervenverbindung zwischen dem geschädigten Körperteil und der neuen Funktionsstelle im Gehirn.

Zu Beginn der Stimulation an einer Körperregion und der daraus erfolgenden Wahrnehmung im Gehirn wird als neue Verbindung bildlich ein nervaler Trampelpfad angelegt. Durch weitere Stimulationen wird daraus ein „unbefestigter Feldweg". Je öfter und ausdauernder Sie die Reize an der beeinträchtigen Körperstelle setzten, entwickelt sich daraus ein „befestigter Feldweg", dann eine „Dorfstraße", eine „Kreisstraße" und schließlich eine „Bundesstraße". Aber Sie haben bestimmt das Ziel, eine Verbindung so intensiv und gefestigt wie eine „Datenautobahn" aufzubauen. Dazu sind allerdings Ihre Ausdauer und Ihr Durchhaltevermögen gefragt. Bitte führen Sie diese Stimulationen so durch, dass Sie Ihre Haut nicht verletzen und dadurch Keime in den Körper gelangen können.

Bei einem Hirninfarkt mit starken motorischen und sensiblen Schädigungen wird eine Datenautobahn wie vor dem Schlaganfall in den seltensten Fällen wieder voll erreicht. Aber wenn die betroffene Person willig mit der Therapeutin oder dem Therapeuten zusammenarbeitet, kommt man vielleicht so nah wie möglich an eine Autobahnverbindung heran. Verlieren Sie bitte nicht dauerhaft Ihr Durchhaltevermögen, Ihren Mut und Ihre positive Einstellung zu Ihrer Erkrankung.

34 Vorbeugen eines Schlaganfalls wegen zu dicken Blutes

Es gibt natürlich kein Allheilmittel zur Vorbeugung von Schlaganfällen. Vor allem gibt es viele verschiedene Ursachen, die wahrscheinlich noch nicht komplett erforscht sind.

Aber ein Schlaganfall, der durch Flüssigkeitsmangel begünstigt wird, kann eventuell vorgebeugt oder sogar vermieden werden.

Bei einem Aufnahmegespräch schimpfte eine Patientin über ihren Neurologen. Der habe behauptet, sie sei selber schuld an ihrem Schlaganfall. Er begründete seine Aussage mit einer zu geringen Trinkmenge von noch nicht einmal 1,4 Liter täglich. Leider musste ich dem Neurologen zustimmen.

Die WHO (Weltgesundheitsorganisation) rät, etwa 35 Milliliter Wasser / Flüssigkeit je Kilogramm Körpergewicht am Tag zu trinken. Diese Trinkmenge sollte nicht nur auf den Morgen und Abend, sondern über den ganzen Tag verteilt werden. Dies bedeutet, etwa 200 Milliliter Flüssigkeit pro wache Stunde zu trinken. Denn was geschieht in Ihrem Körper, wenn Sie Ihre Trinkmenge stündlich in gleichbleibenden Rationen und regelmäßig durch Wasser, Tee oder Kaffee zu sich nehmen? Ihr Körper bekommt pro Stunde eine ausreichende Menge an Flüssigkeit. Von dem Getränk geht immer etwas Flüssigkeit in Ihren Blutkreislauf über. Das bedeutet, das Blut wird flüssiger und kann dadurch mehr Sauerstoff aufnehmen. Dieses mit Sauerstoff angereicherte Blut lässt sich leichter durch das Herz und die Blutgefäße pumpen. Alle Organe werden schneller mit ausreichend frischem Blut und Sauerstoff versorgt. So können beispielsweise Herz, Lungen, und alle anderen Organe ihre Aufgaben und Tätigkeiten gut ausführen. Aber vor allem bekommt Ihr Gehirn als Schaltzentrale genügend sauerstoffangereichertes frisches Blut, um wirkungsvoller arbeiten zu können.

Und was geschieht in Ihrem Körper, wenn Sie durch zu wenig Trinken in einen Flüssigkeitsmangel geraten? Ihr Blut bleibt dickflüssig. Dieses dickflüssige Blut kann weniger bis kaum Sauerstoff aufnehmen und die Organe nicht mit ausreichend Sauerstoff und frischem Blut versorgen. Ihr Herz muss wesentlich intensiver pumpen um das „dicke" Blut durch die Gefäße zu drücken. Vor allem werden die kleinen und feinen Blutgefäße in sämtlichen Organen nicht mehr ausreichend versorgt. Denn stellen Sie sich einmal vor, Sie pusten durch einen Strohhalm Luft in einen Becher mit Quark und anschließend in ein Glas mit Milch. So in etwa ist der Kraftaufwand für das Herz, dickflüssiges oder flüssiges Blut durch den Körper zu pumpen. Bei zu dickem Blut kann sich auch schneller eine Verstopfung / ein Thrombus (Blutgerinnsel) in den Blutgefäßen bilden, der langsam durch den Körper wandert und vielleicht in der Lunge, im Herzen oder im Gehirn eine schädigende Reaktion auslöst. Haben Sie an sich schon einmal beobachtet, dass Sie so gegen Mittag müde, erschöpft und träge werden, Ihre Leistung und Motivation abfällt und Sie sich am liebsten hinlegen möchten? Dann überlegen Sie bitte, ob Sie am Vormittag genug getrunken haben. Denn Sie sollten pro Stunde ja etwa 200 Milliliter trinken. Wenn Sie morgens um 6 Uhr aufstehen, dann sollten Sie so gegen 12 Uhr etwa 1,2 Liter Flüssigkeit zu sich genommen haben. Wenn nicht, holen Sie es bitte schnellstens nach.

Außerdem: Wenn ich abends gegen 22:30 Uhr zu Bett gehe und morgens um 6 Uhr aufstehe, habe ich 7,5 Stunden nichts getrunken. Nachts atmen beziehungsweise schwitzen wir bis zu 300 Milliliter aus. Also habe ich mir am Morgen bereits ein Minus erwirtschaftet. Deshalb versuche ich etwa 750 bis 1000 Milliliter Wasser und Tee in den ersten 1,5 Stunden nach dem Aufstehen zu trinken. Damit helfe ich meinem Herzen und meinem Gehirn, dass sie ausreichend mit frischem Blut und Sauerstoff versorgt werden. Dann kann mein ganzer Körper mit seiner täglichen Arbeit gut beginnen.

Achtung: Wenn Sie herzunterstützende Medikamente einnehmen oder einen Nierenschaden haben, fragen Sie bitte Ihre Ärztin oder Ihren Arzt, wie hoch Ihre tägliche Trinkmenge maximal sein darf. Denn solche Personen dürfen unter gegebenen Umständen wirklich nur bis maximal 1,5 Liter Flüssigkeit zu sich nehmen.

35 Schlaganfall, Hirninfarkt

Ein Schlaganfall kündigt sich oft nicht an. Und wenn eine Beeinträchtigung, wie zum Beispiel ein leichtes Kribbeln in einem Arm, im Gesicht oder Sichtfeldeinschränkungen für einige Minuten auftreten und danach wieder verschwinden, wird dieses oft nicht als Warnzeichen empfunden und schnell vergessen. Aber das könnten schon Vorboten eines Hirninfarktes gewesen sein, nämlich eine sogenannte TIA = Transistorische ischemische Attacke.

Es treten nicht immer eindeutige und sichtbare Beeinträchtigungen auf, wie beispielsweise der Ausfall einer kompletten Körperhälfte. In den letzten Jahren wurden auch nur Sichtfeldeinschränkungen, Bewegungseinschränkungen eines Armes, Beines, der Finger oder einer Hand festgestellt. Ferner kann es zu einem Fallfuß, bei dem die Fußspitze nicht kontrolliert werden kann, unsicherem Gehen oder einer plötzlich auftretenden undeutlichen Sprache als selektive Symptome eines Hirninfarktes kommen.

Sollten Sie durch einen Schlaganfall keine kognitiven Einschränkungen, sondern ausschließlich motorische Beeinträchtigungen aufweisen, können Sie eventuell selber beeinflussen, wie schnell und vor allem wie gut die Zunge, der Arm, das Bein oder sonst ein Körperteil wieder die zu ihm gehörende Tätigkeit aufnimmt, übernimmt und durchführt. Die Verbesserungen hängen maßgeblich von der Schwere der Beeinträchtigungen des Hirnareals und Ihrer Mitarbeit, der Eigenstimulation, ab.

Achtung: Wenn Sie oder eine andere Person wie oben beschrieben einen selektiven Ausfall an sich bemerken, rufen Sie sofort die 112 an und äußern den Verdacht eines Schlaganfalls.

Wenn Sie vielleicht nur sagen würden, eine Hand kann nicht greifen oder Sie sind seit 30 Minuten unsicher beim Gehen, kommt vielleicht nicht so schnell ein Rettungswagen zu Ihnen. Denn wenn Ihnen nur etwas aus der Hand fällt oder ein Bein nicht mehr so richtig gehorcht, ist es nicht schlimm, denkt sich vielleicht die Person in der Einsatzleitstelle und würde vielleicht lieber auf einen wichtigeren Fall für einen Einsatz warten.

Bei einem Schlaganfall kommt es aber auf die ersten 4 bis 6 Stunden an, in denen eine entscheidende Therapie im Krankenhaus begonnen werden sollte.

36 Fremd- oder Eigenstimulation der motorisch und / oder sensibel ausgefallenen Körperteile

Sollte eine Person nach einem Schlaganfall stark körperlich und / oder geistig beeinträchtigt sein, empfehle ich eine Fremdstimulation. Durch eine andere Person werden Berührungs- und Druckreize gesetzt. Dadurch wird es der betroffenen Person ermöglicht, diese Körperregionen wieder besser wahrzunehmen. Der Patient bemerkt diese Reize auf fünf Ebenen, nämlich der Berührung auf der Haut und dem Druck im tiefer liegenden Gewebe, wie beispielsweise auch der Muskulatur, Sehnen, Nerven und Bändern.

Nehmen wir an, nach einem Schlaganfall treten keine kognitiven Einschränkungen auf. Eine Körperseite ist beeinträchtigt und die andere Körperhälfte ist motorisch und sensibel einsetzbar. Dann sollte diese Person ihre betroffene Körperhälfte möglichst selber stimulieren. Die betroffene Person nimmt diese Eigenstimulation intensiver wahr, denn sie denkt die auszuführende Bewegung vor, spürt sie an der Haut der gesunden Hand und auf der Haut der betroffenen Stelle, merkt die Bewegungen durch die Anspannung der Muskulatur und der Stellung der Gelenke in der ausführenden Extremität und an der Spannung der Muskulatur, sowie der Stellung der Gelenke zueinander an der betroffenen Körperstelle. Ferner nimmt sie den ausgeübten Druck in den Muskeln, Sehnen, Nerven und Bändern der gesunden Hand und am betroffenen Körperteil wahr. Und wenn sie bei diesen Ausführungen noch mit den Augen folgt, nimmt die Person ihre Eigenstimulation auf insgesamt dreizehn Ebenen wahr. Eine Fremdstimulation bietet dem Patienten unter zusätzlichem Folgen seiner Augen sechs Ebenen.

Folglich:
Wenn die Beeinträchtigung auf einer Körperseite sein sollte und die gesundere Körperhälfte motorisch soweit einsetzbar ist, sollte ein kognitiv gesunder Schlaganfallpatient möglichst eine Eigenstimulation durchführen.

Wenn die Schädigungen viele Gehirnareale betreffen und die Person keine Fähigkeiten besitzt eine Eigenstimulation durchzuführen, sollte so schnell wie möglich mit einer Fremdstimulation begonnen werden.

37 Übungen zur besseren Wahrnehmung der beeinträchtigten Körperteile

Ihre linke Hirnhälfte ist für die Steuerung und Wahrnehmung der rechten Körperhälfte zuständig und die rechte Gehirnseite steuert und fühlt alles auf der linken Körperhälfte. Nehmen wir einmal an, dass durch eine Einblutung beziehungsweise einen Thrombus ein Teil der linken Hirnhälfte geschädigt wurde. Dadurch sind vielleicht die Motorik und das Gefühl in der rechten Hand stark eingeschränkt. Also benötigt Ihre linke Gehirnhälfte nun in einem neuen Areal eine neue Landkarte von Ihrer rechten Hand. Denn die bisherige „Landkarte", von der die Hand die motorischen und sensorischen Befehle und Wahrnehmungen (fühlen und empfinden) erhalten hat, ist zerstört und daher nicht mehr vorhanden.

Aber wie kann eine neue motorische und sensible Verbindung aufgebaut und eine neue „Landkarte" der betroffenen Hand wieder hergestellt und erreicht werden?

Während der Behandlung von unterschiedlichsten Beeinträchtigungen durch einen Schlaganfall habe ich die Erfahrung gemacht, dass das Setzen von teilweise intensiven Reizen an den geschädigten Körperteilen sehr wichtig ist. Viele Patienten berichten, sie rollten bereits mit einem Igelball über die Hand beziehungsweise auf dem geschädigten Körperteil entlang. In diesem Fall rate ich den Patienten immer, ihre eigene Hand zum Stimulieren zu benutzen. Ein Igelball gibt zwar Reize, die jedoch auf das Gehirn irritierend wirken können. Ihr Gehirn weiß damit nicht viel anzufangen. Es gibt keine Rückmeldung an das Gehirn, die es mit anderen Körperteilen der gesunden Seite vergleichen kann, weil die Person es nur durch einen Körperbereich wahrnimmt. Wenn sie mit ihrer gesunden Hand über eine beeinträchtigte Körperstelle gleiten, nimmt ihr Gehirn an ihrem betroffenen Körperareal etwas anderes wahr als an ihrer gesunden Hand. Dann bekommt ihr Gehirn die Möglichkeit, diese unterschiedlichen Empfindungen zu vergleichen und anzugleichen. Das bedeutet nicht, dass es die gesunde Hand so unempfindlich verändert oder motorisch einschränkt wie das beeinträchtigte Körperareal. Sondern es möchte das normale Empfinden für die beeinträchtigte Region übernehmen oder so gut wie möglich angleichen.

Wenn Sie durch einen Schlaganfall oder eine andere neurologische Erkrankung Beeinträchtigungen an einer Hand bemerken, führen Sie bitte folgende Übungen durch. Umfassen Sie mit einem leichten aber bestimmenden Druck der gesunden Hand den gesamten Daumen der betroffenen Hand. Nun beginnen Sie für etwa 45 Sekunden die Haut, Muskeln, Knochen, Sehnen und Nerven des Daumens durch Drehen der gesunden Hand um den Daumen zu stimulieren. Denn jetzt werden motorische und sensible Reize gleichzeitig an das Gehirn gesendet. Greifen Sie bitte nicht so intensiv zu, dass die Gelenke zu schmerzen beginnen. Vielleicht bemerkt Ihr Gehirn, es fühlt sich am geschädigten Finger anders an als an der gesunden linken Hand. Lösen Sie

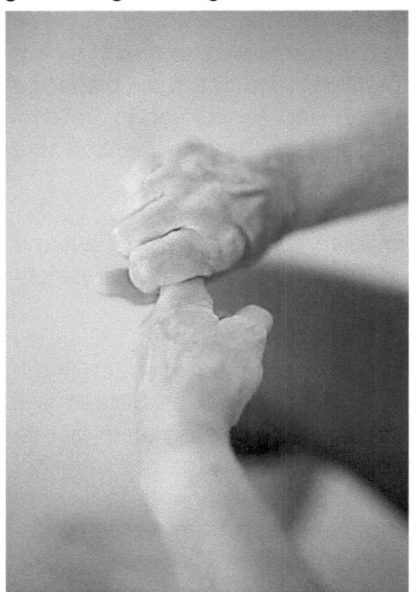 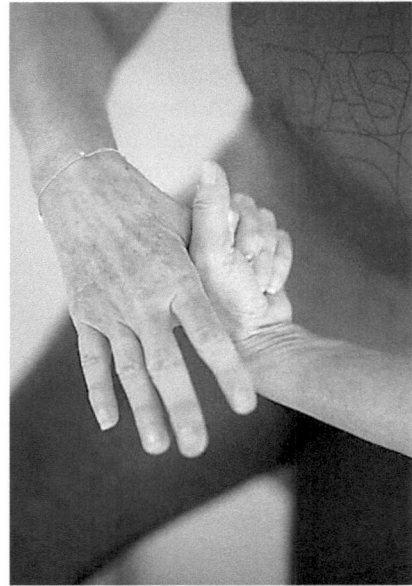

den Griff. Lassen Sie Ihre Hand neben Ihrem Körper hängen. Berühren und bewegen Sie Ihren stimulierten Finger nicht und schauen ihn auch nicht an. Denn es geht jetzt darum, was Ihr neues Gehirnareal von der Stimulation des Daumens abgespeichert hat. Ihr stimulierter Finger sollte eventuell warm sein, kribbeln und / oder im Endglied leicht anschwellen. Wenn Sie eines davon wahrnehmen, ist eine Verbindung zwischen Ihrem Finger und dem Gehirn vorhanden. Und wenn Sie beim Stimulieren jeden Quadratzentimeter des Fingers spüren, wurde ein Trampelpfad begonnen und eine Initialisierung an eine Datenautobahn erfolgte. Führen Sie diese Stimulation und die Wahrnehmungsübung bitte mit jedem betroffenen Finger durch.

Sie können auch auf große beeinträchtigte Körperteile wie beispielsweise einen Arm oder ein Bein mit etwas Druck reibend, knetend und klopfend Reize setzten. Beim Stimulieren eines Armes reiben, kneten und klopfen Sie beispielsweise langsam von den Fingern über die Hand, den Unterarm, Oberarm bis auf die Schulter und wieder hinunter. Bitte gleich noch ein oder zwei Mal wiederholen. Danach drehen Sie die Handinnenfläche nach oben und beklopfen, reiben und kneten die Innenseite des Armes ebenfalls bis auf den Schulter-Nacken-Bereich. Bitte auch dieses mehrfach wiederholen. Das Gleiche können Sie auch mit Ihrem Bein von der Hüftbeuge bis in den Fuß durchführen. Je intensiver und ausdauernder Sie die Reize setzen, umso schneller bekommt Ihr Gehirn wieder eine bleibende Landkarte und umso intensiver wird das Erstellen einer Datenverbindung zwischen der geschädigten Körperstelle und dem neuen Hirnareal. Aber verletzen Sie bitte Ihre Haut nicht dabei.

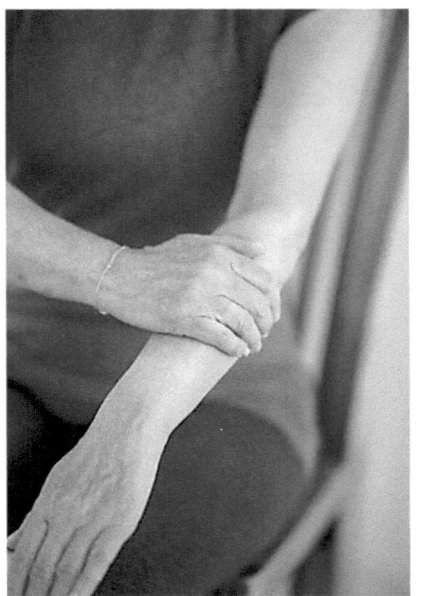 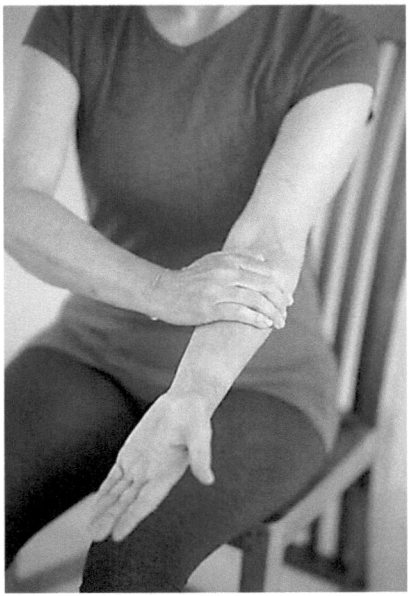

Das bedeutet: Setzen Sie bereits morgens durch Kneten, Reiben und Klopfen der kompletten gesunden Hand (Handfläche und Finger) Reize am gesamten betroffenen Arm oder Bein bis in die Finger- beziehungsweise Zehenspitzen. Lassen Sie bei jedem Klopfen die gesunde Hand eine Sekunde liegen, damit Ihr Gehirn Zeit hat, all die Stimulationen wahrzunehmen und zu verarbeiten.

Auf der Lederhaut in den Handinnenflächen und den Fußsohlen oder auf einer Hose beziehungsweise einem Pullover können Sie auch kratzend die beeinträchtigten Körperregionen stimulieren.

Einige Patienten sagten mir etwas später, dass sie abends beim Fernsehen ihre betroffene Körperhälfte beziehungsweise -stellen wie oben beschrieben stimulieren. Dann antworte ich ihnen meist, dass sie alles gut durchgeführt haben. Ihr Gehirn bekommt dann genau für zwei Stunden eine Landkarte von ihrem geschädigten Körperteil. Aber wenn sie zu Bett gehen und schlafen, vergisst ihr Gehirn diese Landkarte wieder. Am besten ist es, sie führen die Stimulationen morgens durch, wenn sie im Bett liegen oder auf der Bettkante sitzen. Dann profitiert ihr Gehirn den ganzen Tag davon.

38 Spiegeltherapie

Wenn die Spiegeltherapie bei einem Patienten angewendet werden soll, muss die Therapeutin oder der Therapeut über eine entsprechende Fortbildung verfügen. Denn während dieser Therapieform können versehentlich Behandlungstechniken angewendet werden, bei denen der Patient wenig bis keinen Erfolg verzeichnen kann.

Beim Ausfall von einer Körperhälfte, also von einem Arm und / oder einem Bein, sollte auch die Spiegeltherapie als Heilmittel angewendet werden. Der Patient sitzt dabei beispielsweise an einem Tisch und legt beide Unterarme und Hände flach darauf. Ein Spiegel (etwa 30 cm x 50 cm groß), der auf einer Halterung steht, wird nicht frontal, sondern um 80 Grad zum Oberkörper des Patienten gedreht, zwischen die Unterarme und Hände auf den Tisch gestellt. In der Spiegelfläche sieht der Patient seine gesunde Hand. Er schaut in den Spiegel und sein Gehirn denkt, die Hand und der Unterarm zeigen die betroffene obere Extremität. Nun werden beide Unterarme und Hände sowie die einzelnen Finger gleichzeitig mit unterschiedlichen Materialien stimuliert. Dazu können durch die Hände der Therapeutin weiche Tücher, Küchenschwämme, Pinsel, Federn oder andere Hilfsmittel verwendet werden. Es sollten beide obere Extremitäten immer parallel mit dem gleichen Material auf denselben Stellen gleichzeitig stimuliert werden. Die Therapeuten sollten sich Zeit nehmen und alle Stimulationen langsam durchführen, um dem Gehirn des Patienten die Möglichkeit zu geben, alles zu spüren und abzuspeichern. Nachdem diese Art von Stimulationen während mehrerer Therapie-Einheiten eingesetzt wurde kann auch langsam mit kleinen Bewegungen einzelner Finger begonnen werden. Diese Aktionen der einzelnen Finger sollten zunehmend erweitert werden. Die Therapeutin oder der Therapeut sollte dabei immer die betroffene Hand beobachten, ob das Gehirn leichte Zuckungen in dieser Hand auslöst beziehungsweise sich daraus Bewegungen entwickeln. Bitte führen Sie die Spiegeltherapie nicht länger als 10 Minuten durch, denn die Anforderungen an das Gehirn der beeinträchtigten Person sind während dieser Durchführung sehr intensiv und es sollte nicht überfordert werden.

Bei einem Schmerzsyndrom wird die Spiegeltherapie komplett anders durchgeführt. Denn der Patient wird während der Therapie sagen, ob der Körperbereich berührt werden darf oder nicht. Die Therapeuten sollen und dürfen die vorhandenen Schmerzen nicht verstärken.

39 Einwirkungen auf Streckspastiken nach einem Hirninfarkt

Personen, bei denen sich eine oder mehrere Beuge-/ Streckspastiken in den oberen und / oder unteren Extremitäten nach einem Schlaganfall (Hirninfarkt) entwickelt haben, sind für die Stimulation der gegenwirkenden Muskeln auf therapeutische Hilfe angewiesen. Denn sie schaffen es höchstwahrscheinlich nicht, bei einer angenommenen Streckspastik im rechten Kniegelenk, mit ihrer gesunden linken Hand ihre hintere Beugemuskulatur für das rechte Knie am Oberschenkel während des Gehens zu stimulieren. Sie benötigen dazu eine Therapeutin oder einen Therapeuten, der ihnen während des Gehens zum Beugen des rechten Kniegelenkes die hintere Oberschenkelmuskulatur durch Tapping stimuliert. Und das über mehrere Minuten, damit das Gehirn die Möglichkeit bekommt, dieses Bewegungsmuster wahrzunehmen und am besten noch abzuspeichern.

40 Taubheitsgefühle oder Kribbeln in unterschiedlichen Körperregionen

Nach einem Schlaganfall können Taubheit oder Kribbeln in oder an einigen Körperstellen auftreten.

Warum sollte Ihr Gehirn irgendetwas daran ändern?

Machen Sie Ihrem Gehirn Ihre beeinträchtigten Körperteile wieder bewusst. Stimulieren Sie die taube oder kribbelnde Körperstelle durch Drehen, Reiben, Klopfen und Kneten. Wenn Sie eine Hose, Strümpfe oder ein Pullover über der sensiblen Beeinträchtigung tragen, können Sie auch gerne auf dieser Stelle kratzen.

Ist das Taubheitsgefühl oder Kribbeln nur punktuell, stimulieren Sie bitte nicht nur diese Stelle, sondern auch etwas darüber hinaus bis dahin, wo die Empfindungen wieder normal sind. Dadurch bemerkt Ihr Gehirn einen Unterschied und das bekannte Gefühl vor Ihrem Schlaganfall stellt sich schneller wieder ein.

Eine Bemerkung nebenbei:

Wir haben uns vor drei Jahren eine elektrische Zahnbürste gekauft. Beim ersten Benutzen fühlte sich ein Backenzahn wirklich sehr unangenehm an. Der Zahn war plombiert, wodurch er eine andere Zusammensetzung aufwies und anders vibrierte. Nach einiger Zeit (etwa 14 Tage) während des Zähneputzens dachte ich plötzlich, warum merke ich den plombierten Zahn nicht mehr unangenehm vibrieren? Mein Gehirn hat die Empfindungen angeglichen, worüber ich wirklich sehr dankbar bin.

41 Fallfuß nach einem Schlaganfall oder negativem neurologischen Ereignis

Ein Fallfuß entsteht beispielsweise nach einem Schlaganfall durch eine Lähmung des nervus peroneus. Das bedeutet, die Fußspitze kann nicht mehr gewollt und eigeninitiativ durch diesen Nerv angesteuert und durch die betreffenden Muskeln angehoben werden. Meistens wird der betroffene Unterschenkel und Fuß mit einer Orthese versehen, damit der Fuß nicht mehr nach unten fallen kann. Wenn Sie keine Orthese tragen, müssen Sie Ihr Bein beim Gehen immer höher anheben als vor dem Schlaganfall. Wenn Sie das über einige Wochen praktizieren, nehmen Sie in Kauf, dass sich durch den ständigen Spitzfuß Ihre Wadenmuskulatur dauerhaft verkürzt. Spätestens dann benötigen Sie professionelle Unterstützung. Damit sich diese Wadenmuskelverkürzung nicht verstärkt, sollte die betreffende Muskulatur manuell gelockert, aufgedehnt und dadurch verlängert werden. Beachten Sie bitte hierzu das **Kapitel „27.1 Passives Dehnen der Wadenmuskulatur"**.

Durch intensive und ausdauernde Stimulation der Außenseite (Fußhebemuskulatur) des betroffenen Unterschenkels durch die bereits in **Kapitel „37 Übungen zur besseren Wahrnehmung der beeinträchtigten Körperteile"** genannten Techniken kann wieder eine leichte aktive und selektive Bewegung des Vorfußes erreicht werden.

Das Gehen ist aber eine sehr komplexe Aktivität für das gesamte Gehirn. Es muss von beiden Gehirnhälften ausgehend den gesamten Rumpf und das Gleichgewicht aufrecht halten, sich um den gegengleichen Ablauf zwischen Hüften und Schultern bei gleichzeitiger leichter Rumpfrotation kümmern und für die Stabilität aller Hüft-, Knie- und Fußgelenke unter asymmetrischen Bewegungsabläufen sorgen. Unser Gehirn ist so sehr mit dem Bewegungsablauf des ganzen Körpers beschäftigt, dass es sich dabei nicht zusätzlich um den Einsatz der Muskulatur des Fallfußes zum richtigen Arbeiten kümmern kann. Dazu gehört nämlich das Abrollen mit den Zehen, den Fuß in der Luft nach vorn führen, die Fußspitze anheben, sodass der Hacken zuerst den Boden berührt, den Vorfuß langsam absetzen und wieder sicher auf dem Bein stehen. Damit ist Ihr Gehirn komplett überlastet. In den seltensten Fällen wird ein physiologisch richtiges Gehen wieder hergestellt. Es bedarf dazu einer Orthese oder anderer Hilfsmittel. Leider!

42 Sprachflusseinschränkungen durch fehlende Mund- und Zungenmotorik

Wenn bei Ihnen der Sprachfluss nicht mehr gegeben ist, also die Motorik zum Sprechen in Mitleidenschaft gezogen wurde, können die Bewegungen der Kiefergelenke, der Wangen, Lippen und / oder der kompletten Zunge nicht mehr zufriedenstellend reguliert und eingesetzt werden. Dann benötigen Sie besondere Stimulationen der eben beschriebenen Areale im Gesicht / Mundbereich. *Sie können die Zunge und die Innenwangen stimulieren, indem Sie unter anderem mit der Rundung eines kalten Teelöffels (aus dem Kühlschrank) darüberfahren oder -reiben. Der Mundraum und die Zunge sowie die Oberkieferwölbung kann auch mit einer weichen Zahnbürste vorsichtig gerieben werden. Die Wangen- und Lippentätigkeit kann von außen mit einer elektrischen Zahnbürste oder durch das Auflegen eines vibrierenden elektrischen Rasierapparates angeregt und aktiviert werden. Sie sollten auch mit den Fingerspitzen auf den Lippen vorsichtig und mit den Handflächen auf beiden Wangen kräftig reiben. Wenn der Patient gern Marmelade, Streichkäse, -wurst oder Nussnougatcreme isst, bringen Sie bitte eine dünne Schicht davon zuerst punktuell, mittig und später auf den gesamten Ober- und Unterlippenbereich, der beim Schließen zusammentrifft, auf. Gelangt davon etwas in den Mundinnenraum, setzt beim Patienten teilweise eine Automatisierung ein und er leckt es vielleicht spontan eigenständig ab.*

Achtung: Wenn die schlaganfallgeplagte Person allerdings aspiriert, das heißt, sie verschluckt sich beim Trinken oder Essen, suchen Sie bitte einen Logopäden oder Ergotherapeuten mit diesbezüglichen Erfahrungen auf. Denn dann sollte auf professionelle Weise die Motorik und Sensibilität aller am Schluckvorgang betroffenen

Areale im Mund und im Gesicht wieder hergestellt werden. Denn das Schlucken wird durch das Pressen der Zunge an den Gaumen eingeleitet, wodurch weitere Reaktionen im Hals ausgelöst werden. Damit dieses wieder reibungslos gelingt, bedarf es professionelle Unterstützung.

Ist nur die Motorik der Zunge betroffen, schieben und ziehen Sie diese bitte mehrfach durch Ihre leicht geschlossenen Schneidezähne und üben Sie bitte leichten Druck mit den Zähnen auf die Zunge aus. Danach legen Sie bitte eine Außenseite der Zunge zwischen die Backenzähne und üben einen leichten Druck mit den Backenzähnen auf die Zunge aus. Führen Sie dieses bitte auch mit der anderen Außenseite der Zunge durch. Denn auch dadurch setzen Sie motorische und sensible Reize an einer neuen Stelle im Gehirn, woraus diese leichter motorische Bewegungsbefehle zurück in die Zunge senden kann. Ihr Gehirn benötigt jetzt weniger Aufmerksamkeit zum Suchen einer Gehirn-Zungen-Verbindung, da Sie diese Verbindung bereits stimulierend gesetzt haben. Sie werden bemerken, dass Ihnen das Sprechen danach leichter fällt. Ihr Gehirn hat wieder eine Landkarte von Ihrer Zunge erhalten und muss sich nur noch auf das gedankliche Formulieren der Sätze konzentrieren.

Den gleichen Effekt habe ich bereits bei Patienten beobachtet, die ihre Zunge, Finger, den Arm, das Bein und / oder den Fuß wie oben beschrieben stimuliert haben. Ihr Gehirn hat durch die sensiblen und motorischen Reize wieder eine Landkarte der betreffenden Körpergebiete im Gehirn erhalten. Nun weiß das Gehirn, aus welchem Areal es die motorischen Befehle beispielsweise in die Zunge, den Arm oder das Bein senden muss. Die stimulierten Körperteile konnten danach leichter in eine Bewegung einbezogen und wahrgenommen werden.

42.1 Zungenmotorik durch Handstimulation verbessern

Wussten Sie schon, dass die Zungenmotorik durch gezielte Reize und Bewegungen der Hände beeinflusst werden kann? Nein? Dann lesen Sie bitte das **Kapitel 10 Ihr Kind kann manche Buchstaben / Worte nicht richtig aussprechen** durch.

Achten Sie bitte bei der Durchführung der Übungen auf die Bewegungen Ihrer Zunge im geschlossenen Mund. Stellen Sie sich vor einen Tisch. Wenn

Sie Ihre Hände flach auf den Tisch legen, liegt auch die Zunge locker im Unterkiefer. Legen Sie nun Ihre Fingerspitzen auf den Tisch und drücken Ihren Oberkörper darauf. Die Zungenspitze befindet sich jetzt an der Innenseite der Schneidezähne. Wenn Sie die Hände auf die Außenkanten an der Kleinen-Finger-Seite legen, drücken sich die Außenseiten der Zunge an die Backenzähne. Liegt das Gewicht des Oberkörpers auf der Außenseite der Daumen, drückt sich die Zunge an den Oberkiefer. Und legen Sie Ihr Gewicht auf den Handballen, so drückt sich der hintere Teil der Zunge entweder an den Gaumen oder richtig flach in den Unterkiefer.

Deshalb ist es auch so wichtig, dass kleine Kinder auf allen Vieren krabbeln und auf dem Boden spielen. Sie belasten dabei auf unterschiedliche Weise ihre Finger- und Handbereiche, wodurch sich ihre Zungenmotorik verbessert und das Sprechen lernen leichter fällt.

43 Multiple Sklerose (MS)

Multiple Sklerose (MS) bezeichnet man auch als eine Erkrankung mit 1000 Gesichtern, weil jede MS anders verläuft und dadurch unterschiedliche Symptome ausbildet. Das Einzige was bei allen Formen gleich entsteht, ist die Auflösung der Myelinscheiden um die Hirnnerven. Es gibt deshalb bis jetzt keine einheitliche Therapieform für alle Patienten. Durch die unterschiedlichen Beeinträchtigungen ist jeweils eine individuelle Behandlung erforderlich.

Bei vielen Behandlungen von MS-Patienten sind mir Verhärtungen in unterschiedlichen Bereichen der Muskulatur aufgefallen, egal ob im Rumpf, beiden Armen und / oder Beinen beziehungsweise an einer gesamten Körperhälfte. Dadurch ist die Muskulatur nicht mehr im Stande, korrekt und effizient zu arbeiten.

Kommt dieses vielleicht durch vermehrtes oder zu langes Ausruhen und Sitzen? Verkürzen die Muskeln, weil sich insgesamt weniger bewegt oder gegangen wird? Entstehen zum Beispiel Schmerzen in den Fuß-, Finger- oder Kniegelenken, weil die Muskulatur wegen Verhärtungen / Verkürzungen weniger elastisch ist? Warum sind beispielsweise das Greifen und das Schließen der Finger zu einer Faust so schwierig? Warum fällt das Gehen zunehmend schwerer? Was macht das Wissen über diese Diagnose mit einem Menschen?

Oft habe ich verhärtete Muskeln aufgedehnt oder den Patienten die Dehnübungen für die Hand-, Finger- und Wadenmuskulatur erklärt, gezeigt und sie haben diese selbst durchgeführt. Danach habe ich oft die Rückmeldungen erhalten, dass das Bewegen der Arme, Finger, Beine sowie das Gehen nun leichter falle.

Hat das Gehirn eines an MS erkranken Menschen auch wieder eine verbesserte Landkarte durch die Stimulationen an den beeinträchtigen Körperbereichen erhalten? Kann das Gehirn nun wieder intensivere Befehle in die betreffenden Körperteile senden, weil es durch die vorher gesetzten Reize diese Bereiche des Körpers im Gehirn besser wahrnimmt?

Wenn Sie Schmerzen in den oberen sowie unteren Extremitäten an sich bemerken, versuchen Sie bitte Ihre Muskulatur wie in den **Kapiteln**

0 Dehnübungen der Finger-Beuge-Muskeln
0 Dehnübungen der Finger-Streck-Muskulatur
27.1 Passives Dehnen der Wadenmuskulatur
27.3 Dehnen der lateralen Schienbeinmuskeln
vorsichtig zu lockern.

Achtung:
Wenn die Bewegungen unangenehmer oder schmerzhafter werden, hören Sie bitte sofort mit den Dehnungsübungen auf. Denn ich möchte nicht, dass es Ihnen durch meine Übungen schlechter geht.

Machen Sie Ihrem Gehirn Ihren motorisch / sensibel eingeschränkten Körper wieder bewusst und schaffen dadurch eine stabile Nervenverbindung zwischen Ihrem Körper und Ihrem Gehirn. Stimulationsmethoden sind unter anderem auch in **Kapitel 37 Übungen zur besseren Wahrnehmung der beeinträchtigten Körperteile** beschrieben.

Lesen Sie sich bitte den anschießenden Beitrag in **Kapitel 44** über **Kognitives Bewegungstraining** durch und versuchen Sie diese Gedankenübungen einmal selber durchzuführen. Vielleicht verbessern sich Ihre Symptome dadurch etwas.

Aber auch wir Therapeuten unterstützen Sie gern persönlich beim Erhalt Ihrer kognitiven Fähigkeiten, der Beweglichkeit und dem Durchführen kontrollierter Bewegungen mit Rat und Tat.

Eine Patientin berichtete mir, dass sie in ihrem Wohnort zu einem MS-Stammtisch geht. Bei ihr verschlechterten sich sichtbar ihre Symptome über vier Monate. Die Patientin zog schließlich beim Gehen ihren rechten Vorfuß über den Boden. Eine Teilnehmerin des Stammtisches bat sie mehrfach ihre Blase untersuchen zu lassen. Vielleicht habe sie eine Blasenentzündung? Denn eine Blasenentzündung könne Symptome eines MS-Schubes auslösen. Mehrfach äußerte die Patientin als Gegenargument, sie merke aber keine Veränderungen beziehungsweise Schmerzen beim Wasserlassen. Schließlich gab sie ihren Urin bei ihrer Hausärztin ab und wurde eine halbe Stunde später durch ihre Ärztin angerufen. Der Urin wies ein hohes Maß an Entzündungsmerkmale auf. Meine Patientin bekam ein Antibiotikum und ihr ging es zunehmend besser. Nun kann sie wieder physiologischer an Unterarmgehstützen gehen, das Anheben des Beines gelingt besser und der Vorfuß schleift nur noch bei Erschöpfung über den Boden.

In der MDR-Sendung „Einfach Genial" vom 28.03.2023 gibt es einen Beitrag über den „Superheldenanzug" für Menschen mit Bewegungshandicap und in der NDR-Sendung „Hallo Niedersachsen" vom 28.08.2024 wird über einen Ganzkörperanzug berichtet, der Lebensqualität schenkt. In beiden Sendungen geht es um einen neu entwickelten 2-teiligen Anzug, den Mollii Suit und einer Frau, die an einer noch nicht bekannten neurologischen Erkrankung leidet beziehungswiese eine schwer an MS erkrankten Frau. Sie haben beide unabhängig voneinander Kontakte zu einem Sanitätshaus aufgenommen und diesen sehr eng anliegenden Anzug tragen dürfen. Vor Aktivierung der Elektroden gingen beide Frauen eine abgemessene Strecke die gefilmt sowie die dafür benötigte Zeit gestoppt wurde. Anschließend wurden die Elektroden für eine Stunde aktiv geschaltet. In dieser Zeit wurden Elektrostimulationen an bestimmten Stellen am gesamten Körper durchgeführt. Die Frauen hatten während dieser Zeit teilweise nur ein sporadisch auftretendes leichtes Kribbeln in verschiedenen Körperbereichen wahrgenommen. Danach sah ihr Gangbild wesentlich natürlicher und physiologischer aus. Sie konnte ihren gesamten Körper besser bewegen und die gleiche Strecke bewältigten sie in weniger als der vorher gestoppten Zeit.

Einer schwer an MS-Erkrankten Patientin von mir ging es ebenso. Sie zog den Mollii Suit-Anzug an und ging eine abgemessene Strecke an Unterarmgehstützen. Dabei verdrehte sie ihren Oberkörper und zog ihren rechten Fußrücken über den Boden. Ihr gesamtes Gangbild sah sehr langsam und unphysiologisch aus. Während der Aktivierung der Elektroden unterhielt sie sich im Sanitätshaus mit den Angestellten und spürte an unterschiedlichen Stellen am Körper ein leichtes kribbeln. Nach der einstündigen Stimulation ging sie die Strecke noch einmal. Sie hob nun ihren Fuß über den Boden, der Oberkörper war nach vorn ausgerichtet und sie benötigte weniger als die Hälfte der Zeit.

Daraufhin stellte meine Patientin einen Antrag auf Kostenübernahme für einen Mollii Suit bei ihrer Krankenkasse der leider abgelehnt wurde. Die Wirkungsweisen für verbesserte Bewegungen seien noch nicht ausreichend bewiesen. Somit ist es kein Heilmittel im Sinne der Krankenkasse und die Kosten muss die Kundin selber aufbringen. Die beiden Videos vor und nach der Behandlung überzeugten die Krankenkasse nicht und den Grundpreis von 8.000,00 € aus eigener Tasche zu zahlen war meiner Patientin leider nicht möglich.

44 Kognitives Bewegungstraining

Mit einem Sportler wurden wissenschaftliche Untersuchungen durchgeführt. Der Kopf eines Hürdenläufers wurde verkabelt, um zu messen, welche Hirnareale in welcher Intensität während eines 400 Meter Hürdenlaufs aktiv sind. Danach legte sich der Sportler auf eine Therapiebank und sein Kopf wurde wieder verkabelt. Nun wurde gemessen, welche Hirnareale während eines gedachten Hürdenlaufs in welcher Stärke aktiv sind. Und ich hätte es nicht für möglich gehalten: Es waren in beiden Untersuchungen die gleichen Hirnareale in der gleichen Intensität aktiv.

Diese Technik habe ich bereits bei einigen MS- oder Schlaganfall-Patienten / Patientinnen anwenden dürfen. Sie sollten die Augen schließen und sich in eine wunderschöne Situation von vor dem negativen Ereignis denken. Je nach Beeinträchtigung sollten sie entweder mit den Armen, Händen, Fingern, Beinen und / oder Füßen immer wiederkehrende Bewegungen durchführen. Beispielsweise an einem Sandstrand entlang gehen oder in einem Bistro etwas essen oder trinken. Sie sollten dieses mit herrlichen und positiven Gedanken belegen. Als sie ihre Augen wieder öffneten, wurden die vorher schwierigen Bewegungen nun sichtbar etwas leichter und schneller durchgeführt.

Versuchen Sie dieses kognitive Bewegungstraining auch einmal, egal ob Sie MS oder Bewegungseinschränkungen durch einen Hirninfarkt, Einblutungen oder einer sonstigen neurologischen Schädigung erhalten haben.

44.1 SOWI-Therapie (nach Sonja Wierk)

Im Juni 2016 nahm ich privat mit neun an MS erkrankten Personen an der SOWI-Therapie in Bremerhaven teil. Ich hatte das Glück und durfte Frau Sonja Wierk (die Namensgeberin dieser Therapieform) auch persönlich kennen lernen. Frau Wierk bekam selbst 1961 die Diagnose MS und litt jahrelang an den Folgen. Sie war später bereits so stark von der MS gezeichnet, dass sie bettlägerig und auf fremde Hilfe angewiesen war. Sie berichtete von ihren Fortbildungen, an denen sie selber teilgenommen hat, erzählte aber auch von ihrer Zeit, in der sie machtlos im Bett lag. Damals kam ihr plötzlich die Idee, sie könne sich ja immer und immer wieder vorstellen, sie bewege ihren großen Zeh. Und tatsächlich, nach circa zwei Wochen bewegte sich die Bettdecke. Dann entdeckte sie ihren Ehrgeiz wieder und holte ihren gesamten Körper Kraft ihrer Gedanken immer weiter ins Leben zurück. Sie gründete mit ihrer Tochter Ulla Harenburg-Dieterich (Ergotherapeutin, Seminarleiterin) die SOWI-Therapie und entwickelte ihre eigene Therapieform. Sonja Wierk ist im August 2016 im Alter von 91 Jahren verstorben.

Im Internet finden Sie auf YouTube einige Videos zum Anhören und Übungen zum Durchführen beziehungsweise Herunterladen. Vielleicht hilft Ihnen dieses auch etwas beim Verbessern Ihrer Sensorik und Motorik.

Geben Sie in Ihrem Computer im Internet bitte ein:
SOWI-Therapie YouTube
Danach wählen Sie aus:
SOWI-Therapie CD Vol. 1
Hierunter finden Sie sechs Beiträge zum Anhören und Durchführen.

45 Morbus Parkinson

Die Symptome einer Parkinson-Erkrankung fallen auch bei vielen Betroffenen unterschiedlich aus. Aber alle haben verhärtete Muskeln und eine zunehmende Steifigkeit der Gelenke zu beklagen. Der ganze Bewegungsapparat wird in Mitleidenschaft gezogen. Außerdem werden Bewegungen immer kleiner. Das bedeutet unter anderem, die Schrittlänge verkürzt sich, der Rumpf wird unbeweglicher und lässt sich weniger in Rotationen versetzen, beim Gehen schwingen die Arme nicht mehr mit und sämtliche Gelenke verlieren ihre Beweglichkeit. Leider gibt es noch viele andere Symptome.

Wir Therapeuten unterstützen Sie gern persönlich beim Erhalten Ihrer Beweglichkeit und kognitiven Fähigkeiten auf unterschiedlichste Weise.

Den Parkinson-Patienten mit motorischen Einschränkungen zeige ich die Übungen für die Finger aus den **Kapiteln 20.1 und 20.**2 sowie für die Beine aus den **Kapiteln 26.2.1, 27.1** und **27.3.** um die bereits verkürzten Muskeln zu dehnen und zu verlängern. Die Übungen aus der BIG-Therapie führe ich auch regelmäßig mit diesen Patienten durch.
Damit das größtmögliche Bewegungsausmaß so lange wie möglich erhalten bleibt sollten diese Übungen so oft wie möglich auch daheim durchgeführt werden.

Um die Beweglichkeit in allen Gelenken zu erhalten, wurde in Amerika die BIG-Therapie entwickelt, bei der große und raumgreifende Bewegungen zum Üben beschrieben werden. Wenn Sie im Internet „BIG- Therapie" und Video eingeben, bekommen Sie bis zu sieben unterschiedliche Bewegungsabfolgen gezeigt. Diese sollten Sie bitte täglich durchführen, um die Steifigkeit in den Muskeln und Gelenken hinauszuzögern.

Anfang Januar 2024 habe ich in einer Apotheken-Umschau einen Bericht gelesen, das Tai-Chi sich auch positiv und verbessernd auf die Beweglichkeit der Gelenke bei an Morbus Parkinson erkrankte Menschen auswirken soll.
Geben Sie hierzu an Ihrem Computer im Internet bitte ein:
Tai-Chi mit Parkinson
Scrollen Sie etwas hinunter bis Sie den Beitrag: YouTube – Parkinson Journal finden und wählen bitte aus:
Parkinson und Tai Chi Modul 1
Dort erscheint ein Video zum Mitmachen (allerdings in englischer Sprache)

46 Akupunktur / Akupunkt-Massage

Im Januar und Mai 2018 besuchte ich zwei Fortbildungen über jeweils fünf Tage bei der Europäischen Penzel-Akademie in Heyen (bei Bodenwerder). Während dieser Zeit lernte ich sehr viel über die 12 Meridiane plus Konzeptions- und Gouverneurs-Gefäß, Yin und Yang, das Auffinden und die Bedeutung einzelner Meridianpunkte, sowie deren Anwendung / Stimulation. Außerdem lernte ich die Handhabung eines Akupunkt-Massage-Stabes und das Ziehen der einzelnen Meridiane auf den Yin- und Yang-Körperhälften kennen. Ich erkenne Narbenfülle und Narbenleere sowie Schmerzseen, die ich auf unterschiedlichste Weise wirkungsvoll behandeln kann. Da ich kein Arzt oder Heilpraktiker bin, darf ich die Haut der Patienten nicht durchstoßen oder verletzen. Also kann ich lediglich einzelne Meridianpunkte mit einem Akupunkt-Massage-Stab stimulieren. Akupunkturnadeln setzen darf ich nicht. Außerdem habe ich eine harmonisierende Streichtechnik mit meinen Händen erlernt. Durch dieses Wissen hatte ich das Gefühl, meine Patienten noch individueller behandeln zu können. Doch je mehr Bücher ich über Akupunktur las, umso mehr erkannte ich, dass ich eigentlich nur ein sehr kleines Wissen über diesen sehr großen Behandlungsbereich besitze. Also wende ich diese Technik nur an, wenn meine anderen Behandlungsmethoden nicht wirken sollten. Und das kommt wirklich sehr selten vor. Dann versuche ich lediglich den Schmerzzustand in verschiedenen Körperregionen zu senken, um einzelne Bewegungen wieder zu ermöglichen.

Außerdem habe ich vor Jahren einen Bericht im Fernsehen gesehen, dass selbst Lernende in China, die bereits acht Jahre Erfahrungen in Akupunktur sammeln durften, noch längst nicht alles über diesen Behandlungsbereich wissen. Und wir westlichen Menschen, die gerade einmal Wochenendkurse oder Fortbildungen über mehrere Tage beziehungsweise Wochen besucht haben, maßen uns an zu glauben, dass wir die Akupunktur wirkungsvoll einsetzen können.
Falls Sie einmal in den Genuss kommen sollten Akupunkturbehandlungen zu erhalten, achten Sie bitte auf die stimulierten Akupunkturpunkte. Denn wenn beispielsweise die Schmerzen in der gleichen Intensität oder die Bewegungseinschränkungen wieder auftreten, werden vielleicht die gleichen Punkte durch gezieltes Setzten der Nadeln noch einmal stimuliert. Wenn das der Fall sein sollte, überlegen Sie bitte, ob Ihnen diese Akupunktur wirklich hilft. Denn ausgebildete Akupunkteure setzen die Nadeln nie auf denselben Meridianpunkt, sondern sie würden überlegen, welcher andere Punkt wirkungsvoller wäre.

47 Long Covid / Grippe

Wenn eine Person erkrankt und bis zu drei Tage im Bett liegt, haben sich meist noch keine motorischen Einschränkungen entwickelt. Wenn jemand schwerer an Covid-19 erkrankt und länger als drei Tage im Bett liegen oder vielleicht einige Wochen beatmet werden muss, zeigten sich nach dem Gesunden beziehungsweise Aufwachen teilweise sehr intensive Beeinträchtigungen bei so ziemlich allen Bewegungen. Ein Patient wurde sechs Wochen beatmet und musste danach erst einmal wieder grobmotorische Übungen wie zum Beispiel sitzen, stehen, gehen erlernen. Sogar sprechen musste er wieder beüben, weil sich bei ihm auch die Zungenmuskulatur sowie Muskeln für Kiefer und Lippen zurückgebildet hatten.

Aber warum ist das so?

Die Muskulatur kann drei Tage liegen, beziehungsweise nicht aktiviert sein, gut kompensieren. Ab dem vierten Tag bildet sich die nicht beanspruchte Muskulatur zurück. Während meiner Ausbildung habe ich gelernt, dass für jeden weiteren Tag, den man liegend verbringt, die Muskulatur durchschnittlich einen Monat trainiert werden sollte, um auf den Stand vor der Erkrankung zu gelangen.

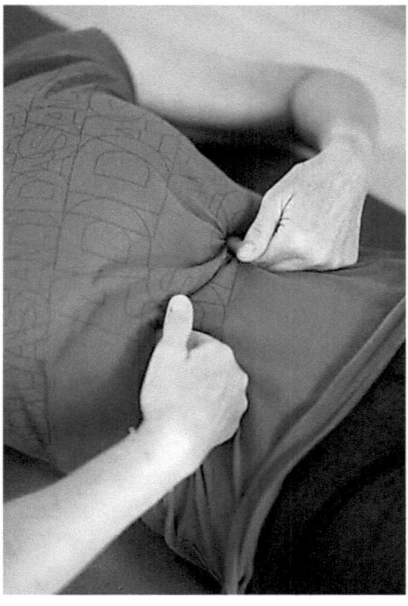

Vor allem verkürzen sich alle Muskeln am ganzen Körper. Beispielsweise muss auch das Zwerchfell und die Bauch- und Brustmuskulatur durch professionelle Handgriffe und Übungen wieder aufgedehnt und aktiviert werden, damit die betreffende Person besser und tiefer ein- und ausatmen kann. Vor allem kommt dadurch wieder mehr Sauerstoff in die Lungen, den Körper beziehungsweise Blutkreislauf und die Person wird leistungsfähiger.

Nach einem längeren liegenden Krankenhausaufenthalt sollte während der Therapien oder einer Reha der Bewegungsapparat aktiviert und gestärkt werden. Weiter sollte der Patient Übungen zum Dehnen und zum Aufbauen der

Muskulatur gezeigt bekommen, damit er nach der Reha daheim weiterhin daran arbeiten kann.

Sie können ihre Muskeln lockern und dazu die Übungen

20.1   Dehnübungen für die Finger-Beuge-Muskulatur

20.2   Dehnübungen für die Finger-Streck-Muskulatur

27.1   Passives Dehnen der Wadenmuskulatur

27.3   Dehnen der lateralen Schienbeinmuskeln

37   Übungen zur besseren Wahrnehmung der beeinträchtigten Körperteile

durchführen.

Ende September 2022 habe ich mich mit Corona infiziert. Meine Symptome waren sehr intensiv, sodass ich in den ersten drei Tage sehr geschwächt war und mit Grippe-Symptomen im Bett lag. In der ersten Nacht hat mein Körper vor Hitze gebrannt. Wenn ich eine Hand unter der Bettdecke herausstreckte, wurde mir fürchterlich kalt und ich begann zu zittern. Vier Wochen nach Abklingen der Symptome begann ich wieder langsam mit einem Training auf dem Crosstrainer, bei dem ich noch nicht einmal fünf Minuten durchhielt. Für einen 3,8 Kilometer langen Spaziergang benötigte ich 54 Minuten und fühlte mich total erschöpft und schlapp. Das Atmen war sehr anstrengend.

Auf einem Fachblatt für Handreflexzonen-Therapie (Physiotherapie VI, Reflexzonen Hand; Rüdiger- Anatomie- Gesellschaft GmbH, 2014, Falkensee (bei Berlin)) entdeckte ich ein Areal auf der Hand, welches für die Lungentätigkeit zuständig ist. Ich drückte diesen brennenden Punkt auf der rechten Hand, zwischen den Mittelhandknochen zwei (Zeigefinger) und drei (Mittelfinger) für etwa drei Minuten gleichzeitig am Handteller und Handrücken. Bereits nach gut zwei Minuten konnte ich mit dem rechten Lungenflügel tiefer ein- und ausatmen. Das führte ich auch bei der linken Hand durch und auch dort atmete ich nach etwa zwei Minuten mit dem linken Lungenflügel genauso tief und leicht.

Bei zwei Arbeitskolleginnen entfernte ich durch diesen Druck einen andauernden Husten nach einer Erkältung.

Probieren Sie es an sich selber einmal aus.

Die Lungenpunkte liegen zwischen den Mittelhandknochen zwei und drei sowie zwischen drei und vier beider Handrücken und Handinnenflächen

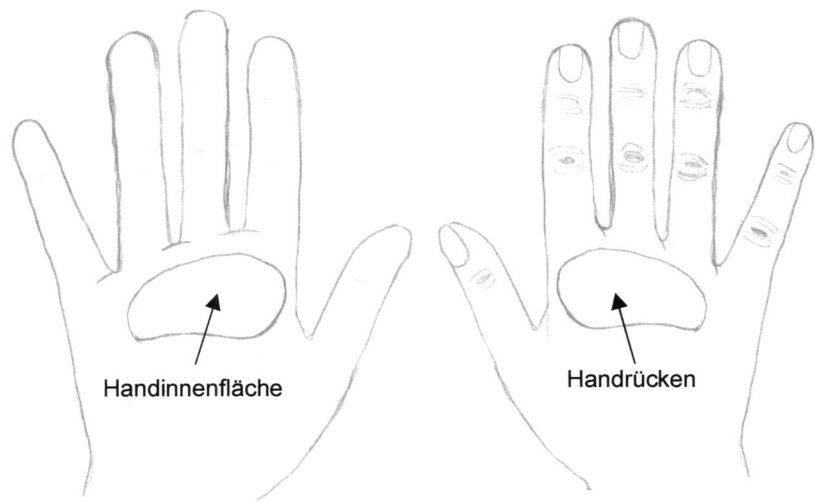

Handinnenfläche

Handrücken

Lungenpunkte beider Hände 47.0.1

48 Gleichgewichts-Unsicherheiten

Unsicherheiten beim Gehen können leider viele Gründe haben. So können sich beispielsweise kleine „Steinchen" von den Härchen auf den Bewegungssensor-Teppichen im Gleichgewichtssinn gelockert haben. Diese können bereits bei kleinen Bewegungen des Kopfes oder Rumpfes hin und her gleiten / rollen. Dabei schlagen die „Steinchen" gegen die Basis anderer Härchen. Diese beginnen unkontrolliert zu wackeln und können teilweise ein sehr unangenehmes Schwindelgefühl oder sogar Übelkeit auslösen. Gleichgewichts-Unsicherheiten können aber auch entstehen, wenn diese kleinen „Steinchen" in die Bogengänge gelangen und bei Bewegungen nun in der Flüssigkeit schwimmend gegen die Wände stoßen. Dieses kann durch einen HNO-Arzt untersucht und getestet werden. Wenn Sie dann bestimmte Bewegungen und Übungen durchführen, können die Symptome gelindert werden. Diese betreffenden Übungen zeigt Ihnen gern Ihr HNO-Arzt.

48.1 Unsicheres Gehen / Schwindel

Wenn Sie sich beim Gehen unsicher fühlen, spannt Ihr Gehirn automatisch ganz viele Muskeln im Körper an, um alle Gelenke zu stabilisieren. Stellen Sie sich bitte einmal aufrecht hin und spannen alle Muskeln an. Drücken Sie dabei die Pobacken gegeneinander und ziehen die Kniescheiben durch anspannen der Oberschenkelmuskulatur empor. Ziehen Sie auch den Bauchnabel einen Zentimeter ein und schieben die Schulterblätter empor und auf dem Rücken zusammen. Denn diese Muskulatur wird meistens bei Gleichgewichtsunsicherheiten angespannt. Wie fühlen Sie sich dabei? Sie können sich leider nicht mehr gut bewegen. Jetzt wäre es ratsam durch Entspannungs-Techniken sowie passives Aufdehnen die oben genannte Muskulatur wieder locker zu bekommen. Also sollten Sie beim Gehen möglichst locker bleiben und nur die erforderlichen Muskeln nutzen.

Durch Zufall habe ich bei einer Patientin ein sicheres Gehen erreicht. Ich dehnte ihr die oberen, äußeren Viertel der Gesäßmuskulatur und die Oberschenkelmuskeln passiv auf. Danach führte sie mehrfach Dehnungsübungen zur weiteren Lockerung der Wadenmuskulatur für jeweils 60 Sekunden durch. Als sie danach durch den Raum ging, sagte sie, dass sie jetzt leichter, lockerer und vor allem sicherer auf den Beinen stehen und gehen könne. Vor allem war der Schwindel nicht mehr vorhanden.

Führen Sie bitte mehrfach täglich für 60 Sekunden die unter Kapitel 27.1 beschriebenen passiven Dehnübungen für die Wadenmuskulatur durch. Vielleicht verbessert sich Ihr Gangbild oder die Unsicherheiten werden zumindest weniger.

Wenn Sie gehen und sich dabei auf der Stelle um 90 beziehungsweise 180 Grad drehen, setzt bei Ihnen auch ein Schwindel ein? Lassen sie sich dabei bitte von einer zweiten Person bei dieser Bewegung beobachten. Die andere Person soll darauf achten, ob Sie Ihren Kopf gleichzeitig mit dem Körper drehen. Wenn dieses zutrifft, überlegen Sie bitte, wie Sie Auto oder Fahrrad fahren. Wenn Sie in eine Kurve fahren, bewegen Sie Ihren Kopf und Ihre Augen schon vorher in die zu fahrende Richtung? Oder schauen Sie beim Fahren einer Kurve kurz über die Motorhaube auf die Straße? Sie sehen bestimmt in die Kurve hinein und wenn Sie in der Kurve sind, schauen Ihre Augen bereits wieder heraus. Wenn Sie beim Gehen diese Kopf-Voraus-Bewegung nicht durchführen, bekommt Ihr Gehirn eventuell sehr spät Informationen über die Beschaffenheit des Bodens und des vor Ihnen befindlichen Raumes durch Ihre Augen. Um Zeit für die Orientierung zu gewinnen, reagiert Ihr Gehirn vielleicht mit einer Reaktion wie beispielsweise mit Schwindel. Versuchen Sie Ihren Kopf und die Augen, wie beim Fahrrad- oder Autofahren, schon etwas vor der Drehung in die gewünschte Richtung zu bewegen, damit Ihr Gehirn genug Informationen über die zu betretende Fläche bekommt. Das bedeutet, schauen sie sich kurz vor dem Gehen einer Kurve über die betreffende Schulter. Wenn sie sich nach links drehen, schauen sie über die linke Schulter. Durch die Augen bekommt ihr Gehirn Informationen über die Beschaffenheit des Bodens und der Aktivitäten anderer Menschen. Diese Informationen lassen sie sicher und eventuell Schwindelfrei gehen. Diese Änderung des Verhaltens fällt nicht immer leicht und benötigt für etwa 21 Tage Ihre Konzentration. Sie kann bei einigen Personen wirklich bei Drehschwindel oder Schwindel beim Drehen des Körpers helfen.

49 Karpaltunnel-Syndrom

Wenn Patienten mit dieser Diagnose bei mir in die Therapie kommen, dehne ich ihnen die Muskulatur und die Sehnen auf dem Handballen auf. Zuerst reibe ich mehrmals mit viel Druck meiner Finger auf der ganzen Breite des Ballens in Richtung Unterarm und Handfläche. Danach fasse ich mit einer Hand großflächig die Handseite am Daumen (Daumenmaus) und mit der anderen die Außenseite im Kleinen-Finger-Bereich und ziehe den Karpaltunnel leicht auseinander. Durch diese Anwendung dehne ich die Muskulatur des Handballens auf und verschaffte den Blutgefäßen, Nerven, Lymphbahnen und Sehnen im Karpaltunnel mehr Platz. Die Finger werden durch den verbesserten Blutfluss oft wärmer.

Dieses können Sie auch gern wie folgend beschrieben selbst durchführen, wenn Sie die Diagnose Karpaltunnel-Syndrom erhalten haben.

Drehen Sie bitte die betroffene Handfläche nach oben. Reiben Sie mit dem Daumen der anderen Hand und viel Druck auf der gesamten Breite Ihres betroffenen Handballens immer wieder in Richtung Unterarm – Handinnenfläche und zurück. Legen Sie die stimulierende Hand unter die betroffene Hand. Die Finger der gesunden Hand legen Sie um die Daumenmaus der oberen Hand. Dabei kommen die letzten zwei Fingerglieder der Finger 2 – 5

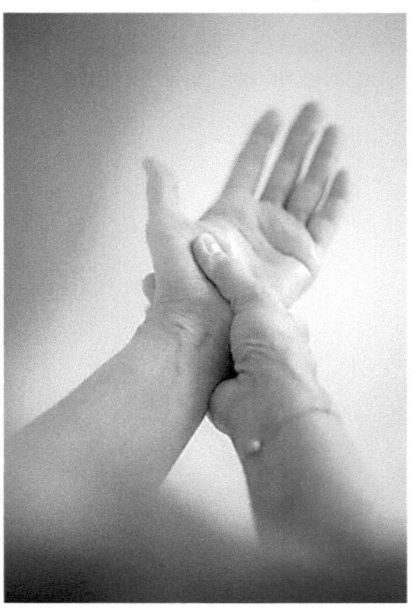
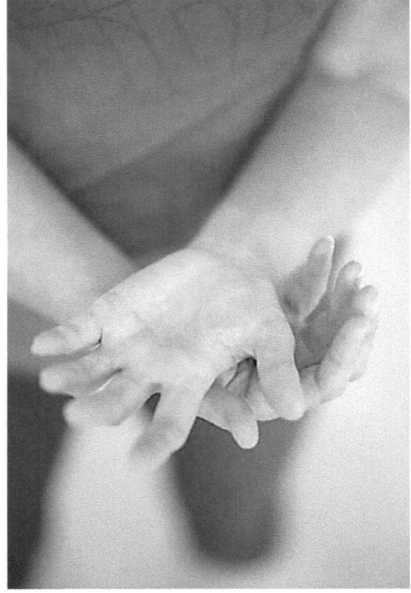

von der Handrückenseite auf der Daumen-maus zu liegen. Nun kippen Sie die festhal-tende Hand leicht in Richtung Handrücken. Sie sollten nun ein Ziehen am Handballen des betroffenen Karpaltunnels spüren. Hal-ten Sie dieses bitte für einige Sekunden. Lösen Sie die Handverbindung und bewe-gen Ihre gedehnte Hand in alle Richtungen inklusive zur Faust und öffnen sie wieder. Diese Übung wiederholen Sie bitte mehr-mals hintereinander. Nach einigen Tagen des Dehnens sollten die Finger wieder bes-ser durchblutet und schmerzfreier sein.

Bei schlimmer werdenden Schmerzen stoppen Sie sofort diese (Dehn-) Übung.

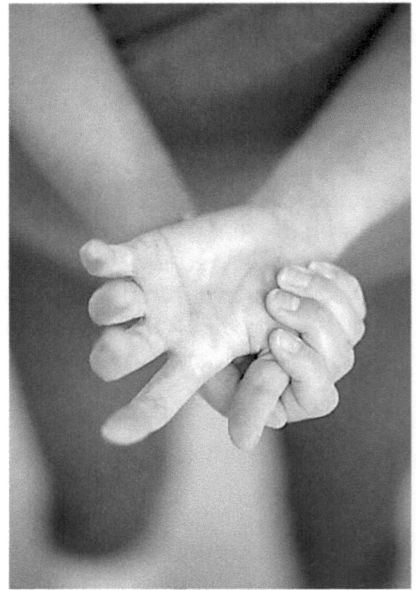

Ich kann Ihnen zwar nicht versprechen, dass es gelingt, die Muskulatur und die Sehnen am Handballen aufzudehnen, aber Sie haben gute Chancen.

50 Schnappfinger

Das Strecken eines Schnappfingers ist unangenehm und bei vielen auch sehr schmerzhaft. Ein Finger, meistens der Mittel- oder Ringfinger, streckt sich beim Öffnen der Hand nicht mit den restlichen Fingern gemeinsam, sondern schnellt teilweise etwas später unvermittelt und unter Schmerzen in die Streckung.

Das Gesundheitssystem empfiehlt eine Operation zur Behebung der Beeinträchtigung. Bei meiner Schwiegermutter wurden die Symptome ihres Schnappfingers operativ und erfolgreich behoben. Doch leider hat man ihr nicht gesagt, dass sich ein Schnappfinger wieder entwickeln kann. Denn nach drei Monaten schnappte der operierte Finger wieder und es war genau so schmerzhaft wie vorher.

Einige meiner behandelten Patienten wurden auch von einem Schnappfinger geplagt. Überwiegend schnappte der Ringfinger, teilweise aber auch der Mittelfinger. Zu Beginn der Behandlungen ertastete ich immer den entsprechenden zum Finger gehörenden Muskel im Unterarm. Meistens waren diese sehr hart, verspannt und unelastisch. Durch ausgeübten Druck meiner Finger auf die verhärteten Stellen dehnte ich diese auf. Die einzelnen Muskeln wurden beweglicher und elastischer. Nach 5-6 Therapieeinheiten konnten die Patienten ihre Hand und den vermeintlichen Schnappfinger wieder voll, problemlos und schmerzfrei bewegen.

Versuchen Sie bitte durch die tägliche und vor allem mehrmalige Anwendung der Übungen aus den Kapiteln
20.1   Dehnübungen für die Finger-Beuge-Muskeln und
20.2   Dehnübungen für die Finger-Streck-Muskeln
das schmerzende Symptom Ihres schnappenden Fingers zu beseitigen. Denn auch diese Technik hat sich bei Schnappfinger-Patienten bereits mehrfach bewährt.

Probieren Sie diese Techniken gern mehrfach aus. Wenn es Ihnen nicht helfen sollten, können Sie sich immer noch operieren lassen.

51 Depressionen durch Schreiben am PC oder Handy-Nutzung

Wenn eine Person Depressionen entwickelt hat, also ein Teil dieser Person
depressive Züge entwickelt hat,
schauen diese Menschen meistens kei-
nem anderen in die Augen, sondern
überwiegend auf den Boden. Dann ist
in der Halswirbelsäule ein Winkel von
etwa 30 Grad. Nach meiner Erfahrung
signalisiert dieser Winkel dem Gehirn:
Ich habe Depressionen.

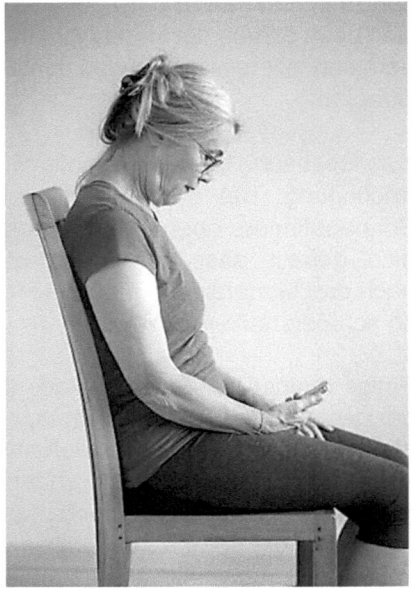

Wenn jetzt eine Person viel und oft am
PC arbeitet oder spielt, Formulare aus-
füllt, am Schreibtisch Notizen auf Papier schreibt, am Küchentisch Kreuz-
worträtsel löst, am Handy hantiert, in
Form von Nachrichten schreiben, im Internet surfen oder auf Instagram / tiktok
/ WhatsApp / Strategiespiele (zum „Bal-
lern") oder einer anderen Plattform unterwegs ist, hält sie ihren Kopf überwiegend nach vorn geneigt. Dabei entsteht ein Winkel von 30 Grad in der
Halswirbelsäule (HWS). Auch wenn dieser Mensch eigentlich keine Depressionen hat, kann das Gehirn mit depressiven Gedanken reagieren: Denn
durch den 30-Grad-Winkel in der HWS wird dem Gehirn ja signalisiert, es
sind Depressionen vorhanden. Wenn das eben beschriebene auf Sie zutrifft,
halten Sie bitte Ihren Kopf und den gesamten Oberkörper den Rest des Ta-
ges aufgerichtet, damit Ihr Gehirn dadurch merkt, mir geht es gut.

Leider sitzen viele Kinder und Jugendliche heutzutage täglich sehr lange vor
dem Handy beziehungsweise Computer und beschäftigen sich auf die unterschiedlichste Weise damit. Derzeit wird bei Kindern und Jugendlichen ein
Anstieg von depressiven Verstimmungen beobachtet. Liegt es eventuell an
der zunehmenden Benutzung von elektronischen Medien?!

51.1 Umprogrammieren des Gehirns bei Depressionen

Unser Gehirn weiß nicht, ob wir grinsen beziehungsweise lachen, weil wir lachen wollen oder ob wir willentlich und mit Depressionen aktiv unsere Mundwinkel leicht emporziehen. Denn durch dieses leichte Anheben der Mundwinkel drücken die angespannten Wangenmuskeln auf einen Nerv, der dem Gehirn signalisiert, es geht mir gut. Nun kann ich von Personen mit depressiven Verstimmungen schlecht erwarten, dass sie bewusst ihre Mundwinkel etwas emporziehen, obwohl ihnen nicht danach zu Mute ist.

Dann habe ich einen Vorschlag: klemmen Sie sich bitte einen Stift zwischen Ihre Schneidezähne. Sie fragen sich bestimmt: Warum soll ich das machen? Ganz einfach, führen Sie doch bitte einmal diese Übung durch. Dann spüren

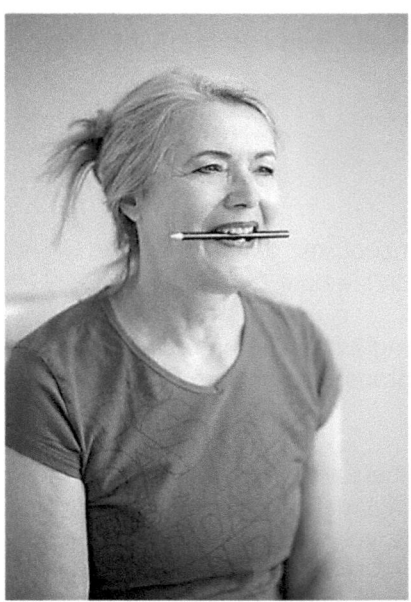

Sie, dass Sie Ihre Mundwinkel aktiv leicht anheben, indem Sie die Wangenmuskulatur anspannen. Hierbei drückt dieser Muskel auf den bestimmten Nerv, der dem Gehirn meldet: Ich fühle mich wohl. Vielleicht verändern sich Ihre negativen Gedanken in etwas Positives. Halten Sie den Stift für mindestens 90 Sekunden zwischen den Zähnen und die Wangenmuskeln angespannt. Denn nach 90 Sekunden sendet das Gehirn Glückshormone aus, Ihre negativen Gedanken und Einstellungen werden vielleicht gesenkt. Wenn Sie merken, einen Stift zwischen die Schneidezähne klemmen vertreibt die trüben Gedanken, führen Sie dieses doch bitte schon kurz nach dem Aufstehen durch. Dann hat Ihr Gehirn vielleicht schon morgens und dadurch den ganzen Tag über ein positiveres Gedankengut.

Führen Sie bitte die Übung für mindestens 90 Sekunden durch.

52 Lachyoga

Als 2008 meine Bekannte Marion von Appen erzählte, dass sie eine Fortbildung zur Lachyoga-Trainerin besuchen wolle, wurde sie von vielen belächelt. Im August 2023 besuchte ich selber einen Kursus bei ihr. Nun bin ich selbst ausgebildete Lachyoga-Trainerin und darf Einzel- und Gruppenkurse geben. Lachyoga ist nicht oberflächlich, wie vielleicht einige denken. Ich habe während dieser Fortbildung sehr viel über mich erfahren, denn in der ersten Stunde habe ich überwiegend geweint. Ich konnte leider nicht lachen. Ich weiß nicht, ob ich mich unter Druck gesetzt habe unbedingt Lachen zu müssen oder ob mir einfach nicht zum Lachen zu Mute war.

In dem im Quellenverzeichnis aufgeführten Seminarunterlagen von Kataria, Dr. Madan (2019): „Laughter Yoga International, Handbuch für die Ausbildung zur zertifizierten Lachyoga-Leiterin" wird Lachyoga wie folgend beschrieben.

52.1 Was ist Lachyoga?

1.   Lachyoga ist ein einzigartiges Konzept, mit dem jeder ohne Grund ins Lachen kommen kann – ohne Humor, Witze oder Comedy.

2.   Wir initiieren das Lachen als Übung in der Gruppe. Durch Augenkontakt und kindliche Verspieltheit wird daraus bald ein echtes, ansteckendes Lachen.

3.   Es wird Lachyoga genannt, weil dabei Lachübungen mit tiefen Atemübungen kombiniert werden. Dadurch gelangt mehr Sauerstoff in den Körper und in das Gehirn. Wir fühlen uns dann kraftvoll und gesund.

4.   Wissenschaftliche Studien belegen, dass der Körper nicht zwischen echtem und absichtlich erzeugtem Lachen unterscheiden kann. Man hat die gleichen gesundheitlichen Vorteile, egal ob das Lachen echt ist oder ob man nur so tut als ob.

5.   Lachyoga wurde von dem Arzt Dr. Madan Kataria aus Indien mit nur fünf Menschen in einem Park in Mumbai im Jahre 1995 begonnen. Inzwischen gibt es tausende von Lachclubs in über einhundert Ländern.

Neben den Lachclubs wird Lachyoga auch in Seniorenheimen, Unternehmen und Verbänden, Schulen, Universitäten, Wohngruppen für beeinträchtigte Menschen, Gefängnissen, Polizeistationen und an vielen anderen Orten praktiziert.

52.2 Warum sollte Lachyoga durchgeführt werden

Drei Gründe, warum Lachyoga praktiziert werden sollte.

1.   Das Lachen sollte anhaltend sein:

Um wirklich die wissenschaftlich nachgewiesenen Vorteile des Lachens zu erzielen, sollten wir mindestens 10-15 Minuten anhaltend lachen. Da natürliches Lachen kaum länger als 3-4 Sekunden pro Lacher andauert, reicht dies nicht aus, um positive körperliche und psychische Veränderungen zu erreichen.

2.   Das Lachen sollte ein tiefes Lachen aus dem Bauch heraus sein:

Um die gesundheitlichen Vorteile des Lachens zu erreichen, sollte das Lachen tief und herzlich sein. Es sollte mit dem Zwerchfell aus dem Bauch heraus erzeugt werden. Es mag nicht immer gesellschaftlich angemessen sein, so laut zu lachen, deshalb bietet Lachyoga einen geschützten Raum, in dem wir laut und herzlich lachen können, ohne gesellschaftliche Probleme zu bekommen.

3.   Das Lachen sollte bedingungslos sein:

Das natürliche Lachen, das sich durch unser Leben zieht, ist immer abhängig von bestimmten Anlässen oder Bedingungen. Aber in Wirklichkeit gibt es meist nicht viele Gründe zu lachen – wir überlassen es mehr oder weniger dem Zufall. Im Lachyoga überlassen wir das Lachen nicht dem Zufall, sondern tun es ganz bewusst. So erhalten wir garantiert die gesundheitlichen Vorteile des Lachens.

52.3 Fünf Vorteile von Lachyoga

1)   Stimmungsaufheller

Lachyoga hebt die Stimmung innerhalb weniger Minuten durch die Freiset-
zung von Endorphinen in den Hirnzellen. Dadurch fühlt man sich gut und
wenn man guter Laune ist, gelingt auch alles besser.

2)   Gesundheitlicher Nutzen

Lachyoga reduziert Stress und stärkt das Immunsystem. Dies reduziert die
Anfälligkeit für Krankheiten.

3)   Nutzen im Berufsleben

Unser Gehirn benötigt 25% des aufgenommenen Sauerstoffs, um optimal zu
arbeiten. Lachyoga-Übungen erhöhen die Zufuhr von Sauerstoff im Körper
und Gehirn, wodurch Ihre Effizienz und Leistung verbessert werden.

4)   Soziale Bindungen

Die Lebensqualität hängt unter anderem von der Art und Weise unserer Be-
ziehungen zu anderen Menschen ab. Lachen ist eine zunehmend kraftvolle
Möglichkeit mit anderen Menschen freundschaftlich zusammenzukommen.

5)   Lachend durch Herausforderungen

Jede/r kann lachen, wenn es ihm / ihr gut geht. Aber Lachyoga lehrt uns
bedingungslos zu lachen. So können wir auch lachen, wenn es uns nicht so
gut geht. Wir erlangen eine innere Stärke auch bei Widrigkeiten im Leben.
Wir schaffen uns eine Bewältigungsstrategie, die uns hilft, auch unter
schwierigen Umständen positiv gestimmt zu bleiben.

52.4 Was passiert beim Lachen?

-       Die Sauerstoffzufuhr wird durch tiefes Einatmen und Ausatmen er-
        höht.

-       Es kommt zu einer erhöhten Ausschüttung von Endorphinen.

- Die Durchblutung wird angeregt.

- Die Produktion von Antikörpern wird verbessert.

- Stresshormone werden reduziert.

- Das Zwerchfell bewegt sich intensiver (der Parasympathikus arbeitet besser).

- Spiegelneuronen werden (intensiver) ausgebildet.

- Durch Gefäßerweiterung wird das Herz und der Kreislauf angeregt besser zu arbeiten.

- Es setzt eine Muskelanspannung und -entspannung ein.

- Das Lymphsystem wird angeregt.

- Es fordert den Körper, wirkt aber gleichzeitig entspannend auf den gesamten Körper.

- Lachen macht glücklich.

- Die inneren Organe werden durch die Bewegungen der Bauchmuskulatur durchmassiert.

- Es fördert die Gemeinschaft.

- Die Produktion von Killerzellen wird angeregt.

- Die Konzentration wird gesteigert.

- Lachen / fröhlich sein macht attraktiv.

52.5 Kontraindikationen beim Lachyoga

Lachyoga bitte nicht anwenden und durchführen bei:

Hernien: Bei vorhandenen Verlagerungen von Eingeweiden aus der Bauchhöhle nach außen, zum Beispiel sogenannte Leistenbrüche oder ähnlichem.

Bei bestehender **Inkontinenz**.

Blutungen: Wenn irgendwo am oder im Körper Blutungen auftreten, dann sollten Sie sehr vorsichtig mit den Lachyoga-Übungen sein.

Herzprobleme mit Brustschmerzen: Wenn es beim Lachen zu Schmerzen im Brustbereich kommt, sollten Sie unbedingt einen Arzt oder eine Ärztin aufsuchen.

Schwangerschaft: Frauen, die schon Fehlgeburten hatten oder in den letzten zwei Monaten ihrer Schwangerschaft sind, sollten ihren Arzt befragen, bevor Sie Lachyoga durchführen.

Große Operationen: Es sollten mindestens drei Monate nach einer Operation vergangen sein, bevor man sich wieder körperlich belasten kann.

Epilepsie: Wer bereits epileptische Anfälle hatte, sollte sich von seinem Arzt beraten lassen, denn emotionale Veränderungen können Krämpfe auslösen.

Starke Rückenschmerzen: Bei Bandscheibenvorfällen sollten Sie nicht oder so wenig wie möglich herzhaft lachen oder andere körperlich anstrengende Bewegungen / Übungen ohne ärztlichen Rat ausführen.

52.6 Leichte Beschwerden nach dem Lachyoga

Ein Schweregefühl im Kopf oder leichte Kopfschmerzen.

Irritationen im Hals und trockener Husten können nach dem Lachyoga auftreten.

Alltagstipps

53 Technik zur schnellen Beruhigung

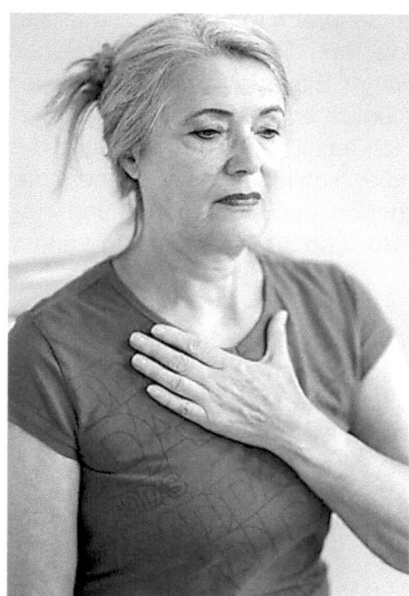

Wenn Sie nervös oder unruhig sind, legen Sie bitte Ihre linke Handfläche auf die Mitte Ihres Brustbeins. Sie spüren eine Wärmeentwicklung unter Ihrer Hand. Wenn Sie nun einige Male etwas tiefer ein- und ausatmen, merken Sie bereits, dass Sie ruhiger und entspannter werden.

Diese Technik gelingt auch, wenn Sie Ihre Hand auf Ihren Bauch legen, falls dieses für Sie angenehmer ist.

54 Nächtliche Toilettengänge bei Dunkelheit und Licht

Wenn Sie nachts für einen Toilettengang aufstehen, ist es meist im Schlafzimmer dunkel. Ihre Pupillen sind weit geöffnet, wodurch Sie noch ein wenig sehen können (wenn es nicht völlig verdunkelt ist). Meistens wird dann das Bad durch die Beleuchtung erhellt. Jetzt empfehle ich Ihnen, nur ein Auge zum Sehen zu öffnen. Denn dadurch wird nur bei dem geöffneten Auge die Pupille verengt. Wenn Sie dann das Badezimmer verlassen und das Licht ausschalten, schließen Sie das Auge mit dem Lichteinfall und öffnen das geschlossene Auge mit der vergrößerten Pupille. Jetzt können Sie in der Dunkelheit im Schlafzimmer wieder sehen und Ihren Weg erkennen.

55 Blasenschwäche

Kennen Sie das auch, Sie kommen von der Arbeit, fahren mit dem Auto in die Garage oder neben das Haus und denken: Wenn ich jetzt aus dem Auto steige, schaffe ich es nicht mehr bis zur Toilette? Wenn es mir so ergeht wende ich ein wohlwollendes gedankliches Gespräch mit meiner Blase aus dem „kognitiven Training der SOWI-Therapie" an. Also beginne ich in einer solchen Situation ein Zwiegespräch mit meiner Blase. Wie beispielsweise: Ich bemerke, dass du dich so schnell wie möglich entleeren möchtest. Doch das geht jetzt leider noch nicht. Erst muss ich aussteigen, das Auto und die Garage abschließen, zur Haustür gehen und aufschließen, hinein gehen, die Arbeitstasche abstellen, zum Badezimmer gehen, die Badtür öffnen und wieder schließen. Den Hosenknopf öffnen... So, nun sitze ich und du kannst dich entleeren.

Eine noch detailliertere und wirklich kleinschrittige Ansprache an meine Blase hat mir bis jetzt immer geholfen. Dabei habe ich wirklich jeden einzelnen Schritt, den ich noch bis zur Toilette durchführen musste, meiner Blase erzählt. Das würde an dieser Stelle allerdings zu weit führen. Bitte vermeiden Sie das Wort „nicht" bei Ihrem Zwiegespräch. Denn unser Unterbewusstsein kennt das Wort „nicht" nicht.

56 Hustensaft einnehmen

Nehmen Sie Hustensaft nicht direkt vor dem Schlafengehen oder nach dem Aufstehen ein. Denn unser Körper aktiviert in dieser Zeit automatisch eigene Stoffe zum Lösen von Auswurfmaterial und Bronchialschleim. Wenn Sie zusätzlich Schleimlöser einnehmen, husten Sie vielleicht intensiver, länger und unangenehmer.

57 Ohrenschmerzen

Bei Ohrenschmerzen wickeln Sie bitte eine warme Zwiebelscheibe in ein Tuch und legen sie auf das betroffene Ohr. Die Zwiebel können Sie vorher im Wasserdampf, in einer Mikrowelle oder im Backofen kurz erwärmen.

Oder träufeln Sie sich lauwarmes Speiseöl in das betroffene Ohr und verschließen es mit Watte.

Achtung: Dieses bitte nicht bei verletztem oder offenem Trommelfell anwenden!

Das sind bewährte Hausmittel aus meiner Kindheit und die haben seitdem immer ihre Wirkung erzielt, und warum müssen heute immer Medikamente verschrieben werden? Deren Wirkstoffe haben oft zahlreiche störende Nebenwirkungen und die Behandlung geht teilweise auch nicht schneller.

58 Fieber bei Kleinkindern

Meine Enkeltochter hatte zu Beginn der Kita-Zeit oft Fieber. Ihr Immunsystem wurde auf eine harte Probe gestellt. Meine Schwiegertochter fühlte ihr fortwährend die Finger, ob sie warm oder kalt waren. Als ich nachfragte, warum sie das mache, antwortete sie: Ihre Schwester (Ärztin) sagte ihr, wenn die Finger abends kalt werden, steigt das Fieber und wenn sie warm sind, ist es gleichbleibend oder schon fast vorbei.

59 Obst- oder Beerenflecke auf der Kleidung

Meine Kusine Bärbel Horenburg gab mir Ende September 2024 den Tipp, bei frischen Obst- oder Beerenflecken auf der Hose oder dem Oberteil sofort Essig oder Zitronensaft auf den Fleck zu geben. Dieser behandelte Fleck verfärbt sich sofort und wird blasser. Wenn er baldmöglichst ausgewaschen wird, kann das Kleidungsstück wieder ganz sauber werden.

60 BodyTalk

Die Methode BodyTalk entwickelte und gründete John Veltheim. Er ist Quantenphysiker und ausgebildeter Chiropraktiker sowie Akupunkteur. Weitere seiner Fachgebiete sind beispielsweise Lebensberatung, Vergleichende Philosophie und Theologie. Ferner hat er weltweit einige Vorträge auf dem Gebiet der Quantenphysik und des Bewusstseins gehalten. Des Weiteren ist er zusätzlich Autor von Büchern über Quantenphysik, Reiki, Akupunktur und BodyTalk. Er entwickelte die BodyTalk System™ Kursreihe und das Pa-Rama-Programm, bei dem Quantenphysik und Heilung auf höchster Ebene verschmelzen.

Im Sommer 2015 habe ich an einem BodyTalk Access (Basiskurs) teilgenommen, weil ich denke, unser Körper ist zu mehr im Stande, als wir bisher über ihn wissen. Daher glaube ich unter anderem an die Selbstheilungskräfte des Körpers. Es gibt im BodyTalk Access Programm fünf Techniken: 1. Cortexe, 2. Switching, 3. Hydration, 4. Körperchemie und 5. Reziproke Paare. Im Fokus der BodyTalk Access-Techniken steht die Verbesserung der Gehirnfunktionen, des Immunsystems und aller Anteile des physischen Körpers. Jeder Quadratmillimeter unseres Gehirns hat mit jedem Quadratmillimeter unseres Körpers Kontakt. So können wir durch Anwendung der einzelnen Techniken und austippen unserer Cortexe (Gehirnareale) Bereiche unseres Körpers zum Positiven stimulieren. Denn was immer im Körper geschieht, spiegelt sich im Gehirn. Die Techniken 2-5 darf ich leider nicht weitergeben. Um alle fünf Techniken zu erlernen und mehr Informationen über den menschlichen Körper zu erhalten, können Sie einen Kursus besuchen und alles von einer qualifizierten Fachkraft erlernen. Es gibt in ganz Deutschland einige Kursanbieter, die Sie im Internet unter „Ausbildung BodyTalk Grundlagen" oder „BodyTalk Access" finden können. Wenn Sie zusätzlich „BodyTalk Tipptechnik" eingeben und „Videos" anklicken, finden Sie Anschauungsmaterial über die Durchführung dieser Tipptechnik.

Durch das Legen der Hand an unseren Kopf verbinden und vernetzen wir unsere Gehirnhälften. Durch das Tippen auf unseren Kopf regen wir unser Gehirn an, diese Verbindungen durchzuführen und zu intensivieren. Das Tippen auf unserem Brustbein (Herzkomplex) bewirkt, dass diese Verbindung abgespeichert wird. Das Tippen wird immer vorsichtig und sehr behutsam ausgeführt. Tippen Sie nicht zu intensiv, es könnte dadurch eine Überstimulation erreicht werden. Es reicht, wenn sie vorsichtig ihre Haare oder die Bekleidung in Brustbeinhöhe berühren.

Unter der angenehmen Tippstelle am Brustbein befindet sich die Thymus-drüse. Sie hilft uns in Kinderjahren ein Immunsystem aufzubauen. Man geht davon aus, dass diese Drüse während der Grundschulzeit verkümmert und somit keine Wirkung mehr besitzt. Doch stelle ich mir die Frage: Könnte es sein, dass die Funktion der Thymusdrüse durch das vorsichtige Austippen wieder aktiviert werden kann?

Kurz beschrieben: BodyTalk besteht aus einer Berührungs- und einer Tipp-Technik. *Bei der Basisdurchführung (also der Cortex-Technik) werden beide Gehirnhälften von der hinteren Schädelbasis, bis kurz über die Augenbrauen durch eine besondere Berührungstechnik und gedanklich verbunden. Dazu legen Sie eine Hand flach hochkant auf den unteren Hinterkopf. Hierbei berührt der Daumen die Unterkante der Schädelbasis. Die Finger dieser Hand sind geschlossen und berühren beide Hirnhälften gleichmäßig. Die Finger der anderen Hand werden gespreizt und tippen oben auf dem Kopf ganz sanft beide Hirnhälften für etwa 2-3 Atemzüge. Zum Tippen wird die gespreizte Hand von vorn zum Kopf geführt, sodass die Finger oben auf dem Haupt ganz sanft beide Hirnhälften gleichmäßig stimulieren. Die austippende Hand wird dann auf das Brustbein verlagert und tippt vorsichtig, für ebenfalls*

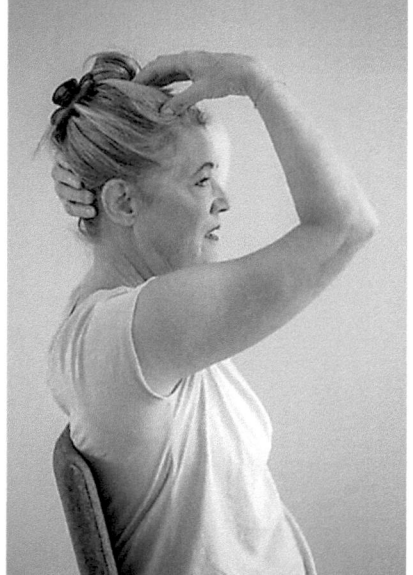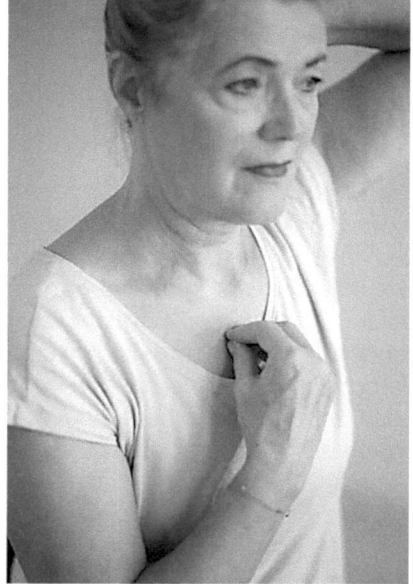

2–3 Atemzüge, mittig auf das Brustbein, auf den Herzkomplex. Sie können vorher auf dem Brustbein ein Probetippen durchführen. Tippen Sie behutsam von der Oberkante bis zur Unterkante des Brustbeines. Dieses Tippen

fühlt sich nur auf einer Stelle intensiver an. Genau dort ist die wirkungsvollste Stelle und sollte auch dort angewendet werden.

Danach versetzen Sie bitte die Hand, die auf dem Hinterhaupt liegt, handflächenbreit weiter nach oben und führen

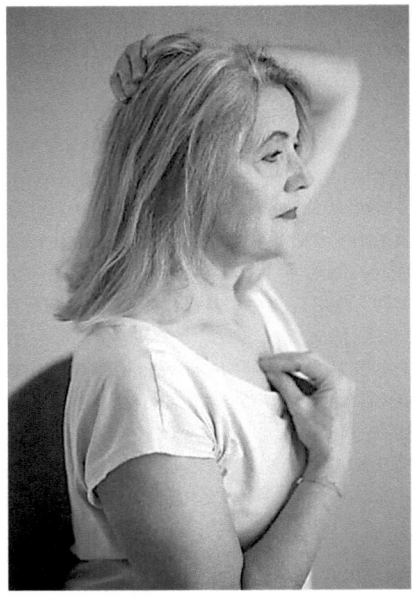

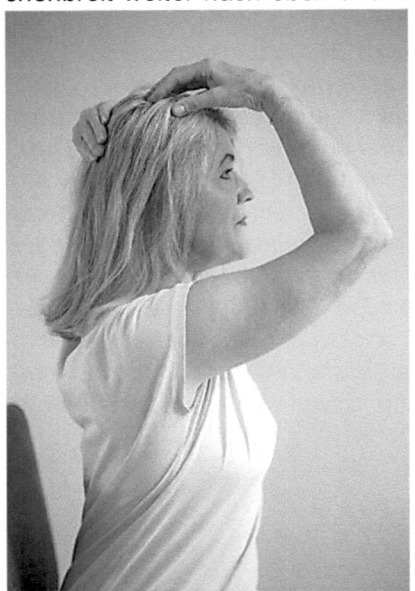

die Tipptechnik vorsichtig wieder für jeweils 2-3 Atemzüge auf dem Kopf und Brustbein / Herzkomplex durch. Auch während dieses Austippens werden beide Hirnhälften im Bereich der berührenden Hand gedanklich miteinander verbunden. So versetzen Sie nach und nach Ihre berührende Hand handflächenbreit bis kurz über die Augenbrauen. Nach jedem Versatz der Hand, die den Kopf berührt, tippen Sie sanft auf den Kopf und das Brustbein wie oben beschrieben.

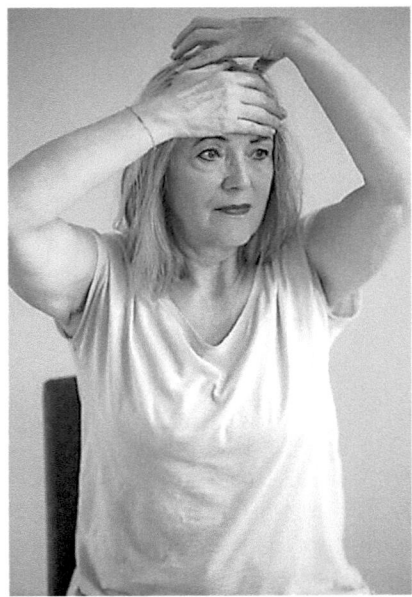

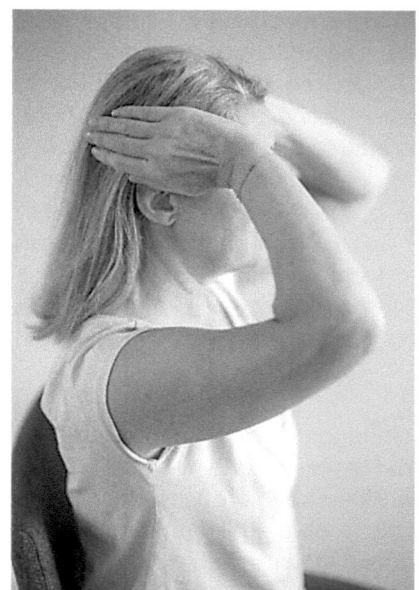

Danach legen Sie die Daumenmaus (dicker Muskel des Daumens im Handteller) jeder Hand seitengleich auf die Schläfen und die Daumenendglieder befinden sich auf den oberen Enden der Ohren. Dabei liegen die Finger geschlossen aneinander. Die Fingerspitzen zeigen zum Hinterkopf. Verbinden Sie auch hier beide Hirnhälften auf dem kürzesten Weg miteinander. Nach 2-3 Atemzügen lösen Sie die rechte Hand und führen die Tipptechnik wie vorher beschrieben nacheinander auf dem Kopf (Cortex) und Brustbein durch.

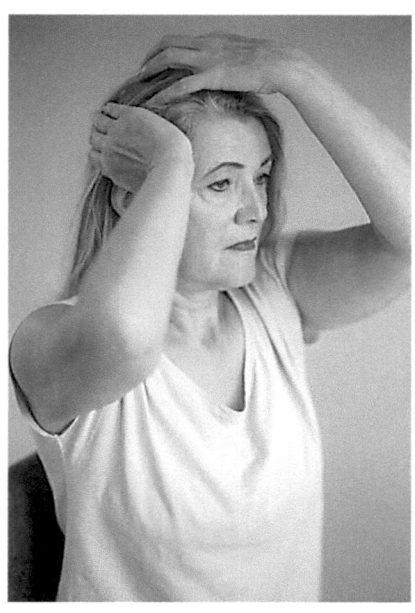

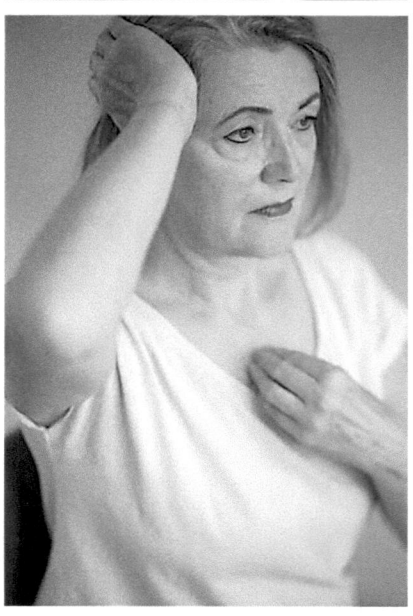

Danach halten Sie wieder beide Hände seitlich an den Kopf und lösen die linke Hand zum vorsichtigen Austippen der Hauptoberfläche und des Brustbeins.

Nachdem Sie wieder für 2-3 Atemzüge beide Hände seitlich an den Kopf gelegt haben, können Sie die Hände entfernen. Das Verbinden beider Hirnhälften ist damit abgeschlossen.

Dazu möchte ich kurz erwähnen, dass bei mir mit Anfang 30 Jahren eine Schädigung meiner Nieren festgestellt wurde. Die hatte sich wohl durch eine Scharlacherkrankung, die ich im Alter von 3,5 Jahren durchlebte, entwickelt. Bis März 2022 führte ich regelmäßig die Cortex-Technik bei mir durch. Meine Blutwerte haben sich nach Auskunft meines Hausarztes verbessert. Seit April 2022 wende ich zusätzlich die Technik der Hydration und der Körperchemie an. Nach etwa drei Monaten bemerkte ich an mir, dass sich an beiden Füßen die eingerissenen Stellen schlossen und die Hornhaut an den Hacken weniger wurde. Mit der starken und festen Hornhaut hatte ich seitdem ich denken kann Schwierigkeiten. Außerdem habe ich einmal gelesen, dass die Füße und die Nieren zusammengehören, da sie aus „einem Blatt" entstehen und sich gemeinsam entwickeln würden.

Das Vernetzen der Hirnhälften hatte ich auch begonnen, um meine Gedächtnisleistung zu steigern und möglichst einem Hirninfarkt oder eine neurologische Erkrankung (wie zum Beispiel Multiple Sklerose, Morbus Parkinson, einer Demenz) vorzubeugen. Ich weiß zwar nicht, ob es gelingt, aber auf alle Fälle habe ich dabei ein gutes Gefühl und das hilft mir schon weiter.

An jeden Morgen gehören die ersten 20 Minuten BodyTalk, meinem Körper und mir. Dadurch habe ich das Gefühl, mir geht es jeden Tag besser.

BodyTalk kann auch durch eine andere Person, wie oben beschrieben, bei Ihnen durchgeführt werden. Abweichungen der Handhaltungen sind durch nachfolgende Bilder beschrieben.

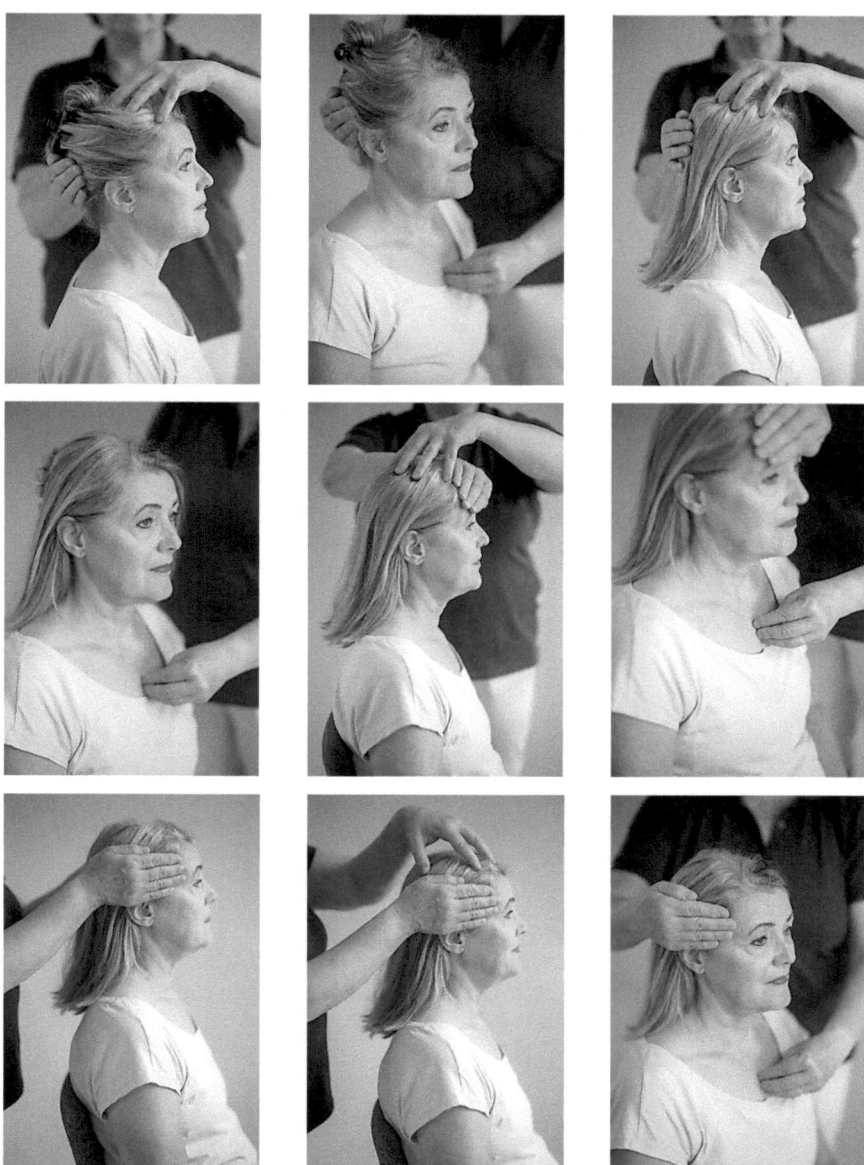

Es macht mich froh, Sie mit diesem Buch an meinen Erfahrungen teilhaben
zu lassen.

Ich hoffe, dass es Ihnen in Ihrer persönlichen Situation etwas
helfen kann.

Wenn Ihnen mein Buch gefallen hat, empfehlen Sie es gern weiter.

Vielen herzlichen Dank für Ihr Interesse.

Ich freue mich über Ihr ehrliches Feedback und
Ihre Erfahrungen mit den Übungen und Tipps aus diesem Buch.

Ich wünsche mir,

dass ich noch mehr über meinen

beziehungsweise den menschlichen Körper erfahren,

empfinden sowie entdecken darf und kann.

Denn ich möchte daraus weiterhin Rückschlüsse ziehen

und Möglichkeiten zur Verbesserung der Symptome,

sowie auf klassische und konservative Art und Weise

positives Einwirken auf den menschlichen Körper

entwickeln und bewirken.

Glossar

Abduktion: seitliches Anheben eines Armes / Beines bis maximal 90 Grad

BWS: Brustwirbelsäule

Dornfortsatz: knöcherner Fortsatz, der in der Mitte am Wirbelbogen eines Wirbels entspringt

Elevation: seitliches Anheben eines Armes über 90 Grad

endgradige Bewegungen der Finger: Die Finger komplett zur Faust bewegen und zu einer intensiven Streckung bringen

Fallfuß: der vordere Fuß fällt beim Anheben des Beines herunter und kann willentlich nicht angehoben werden, weil der nervus peroneus geschädigt ist

Fascia Thoraco-Lumbalis: rautenförmige Sehnenplatte beginnend an den seitlichen Querfortsätzen der Brustwirbelsäule und endet im oberen Steiß

GBS: Guillain-Barré-Syndrom, eine Muskelschwäche, die einzelne Körperregionen oder den ganzen Körper beeinträchtigen kann

HWS: Halswirbelsäule

Inverses Schultergelenk: Bei diesem Schultergelenk befindet sich der Oberarmkopf am Körper und die Gelenkpfanne am Oberarm.

kognitiv: alles, was das Gehirn durchführen kann: unter anderem denken, wahrnehmen, bewegen, erinnern, lernen, Worte finden und diese in ganze Sätze einbinden, zuordnen, ...

Kompression: das Zusammendrücken

komprimieren: zusammendrücken

Musculus Trapezius: Dieser Muskel beginnt an den Dornfortsätzen am oberen Halswirbel, führt trapezförmig zu den Schultergelenken und bis zu den unteren Dornfortsätzen der Brustwirbelkörper.

Nervus Ischiadicus: Ischiasnerv

Neutral-Null-Stellung: eine physiologisch normale Haltung eines Körperteils

Querfortsätze: paarige Fortsätze, die sich jeweils seitlich an einem Wirbelbogen befinden

rotieren: drehen

Sakralwirbel: keilförmiger Wirbelkörper zwischen den Beckenschaufeln

Sehnenplatte: flaches sehnenartiges Gewebe

Sitzbeinhöcker: äußerer hinterer Knochenvorsprung unterhalb beider Beckenschaufeln

Standbeinphase: die Zeit, in der ein Fuß beim Gehen den Boden berührt

WHO: Weltgesundheitsorganisation

Wirbelbogen: äußerer Bogen an einem Wirbelkörper, an dem sich die paarigen Querfortsätze seitlich und der Dornfortsatz in der Mitte befinden

Prolaps: Bandscheibenvorfall

Protrusion: Bandscheibenvorwölbung

Retroversion: einen Arm oder ein Bein nach hinten (zurück) bewegen

Quellenverzeichnis

Altenthan, S. u.a. (2005): Pädagogik / Psychologie Band 1 in Hobmair, Hermann (Hrsg.), 2. Auflage, Bildungsverlag EINS – Stam, Troisdorf.

Altenthan, S. u.a. (2005): Pädagogik / Psychologie Band 2 in Hobmair, Herrmann (Hrsg.), 2. Auflage, Bildungsverlag EINS – Stam, Troisdorf.

APM u. a (2017): Akupunkt-Massage nach Penzel – Meridian-Atlas, 14. Auflage, Penzel Verlag Heyen, Heyen.

Bauer, Joachim (2018): Das Gedächtnis des Körpers, 8. Auflage, Piper Verlag, München.

Deutsche Parkinson Vereinigung – Bundesverband – e.V.: Leben mit Zukunft – Parkinson, Zeitschriften verschiedener Jahre und Ausgaben, Neuss.

Dornblüth, Otto u.a. (2004): Pschyrembel - Klinisches Wörterbuch, 260. Auflage, Walter de Gruyter GmbH & Co. KG, Berlin.

Habermann, Carola, Kolster, Friederike (2009): Ergotherapie im Arbeitsfeld Neurologie, 2. Auflage, Thieme Verlag, Stuttgart.

Hasselblatt Anita (1999): Ergotherapie in der Orthopädie, 3. Auflage, Bildungsverlag EINS – Stam, Troisdorf.

Hempel, Susann, Traczinski, Christa, Polster Robert u.a.: Fit im Home-Office.

30-Tage-Challenge Box (o. J.), Gesamtherstellung: Naumann & Göbel Verlagsgesellschaft mbH, Köln.

Hirschhausen, Dr. med. Eckard von (2016): Wunder wirken Wunder, 1. Auflage, Rowohlt Verlag GmbH, Reinbeck bei Hamburg.

Internationaler Therapeutenverband APM nach Penzel und energetische Medizin e.V., verschiedene Ausgaben, Penzel Verlag, Heyen bei Bodenwerder.

Kataria, Dr. Madan (2019): Laughter Yoga International, Handbuch für die Ausbildung zur zertifizierten Lachyoga-Leiterin / zum zertifizierten Lachyoga-Leiter CLYL, deutsche Übersetzung (Stand November 2021), Maharashtra.

Liebscher-Bracht, Roland; Bracht, Dr. med. Petra (2017): Die Arthroselüge, 6. Auflage, Goldmann Verlag, München.

Liebscher-Bracht, Roland: Bracht, Dr. med. Petra (2022): Schmerzfrei und beweglich bis ins hohe Alter, 2. Auflage, Mosaik Verlag, München.

Martin, Suzanne (2005): Stretching Box mit 52 Übungskarten, deutschsprachige Ausgabe Dorling Kindersley Verlag GmbH (2008), München.

Nacke, Angela (2005): Ergotherapie bei Kindern mit Wahrnehmungsstörungen, Thieme Verlag, Stuttgart.

Physiotherapie VI, Reflexzonen Hand (2014): Rüdiger- Anatomie- Gesellschaft GmbH, Falkensee (bei Berlin).

Real Bodywork: App-TriggerPoints, Version 6,7.

Rössler, H., Rüther, W. (2007): Orthopädie und Unfallchirurgie, 19. Auflage, Urban & Fischer Verlag ist ein Imprint der Elsevier GmbH, München.

Röttger, C. Apothekerin u.a.: Senioren Ratgeber aus verschiedenen Jahren und Monaten, Wort und Bild Verlag Konradshöhe GmbH & Co. KG, Baierbrunn bei München.

Scheepers, C., Steding-Albrecht, U., Jehn, P (2007).: Ergotherapie - Vom Behandeln zum Handeln, 3. Auflage, Thieme Verlag KG, Stuttgart.

Schünke, Michael (2000): Funktionelle Anatomie - Topographie und Funktionen des Bewegungssystems, Thieme Verlag, Stuttgart.

Schünke, M., Schulte, E., Schumacher, U., Voll, M., Wesker, K. (2014): PROMETHEUS - LernAtlas der Anatomie, 4. Auflage, Thieme Verlag Stuttgart.

Veltheim, John (2013): Die Wissenschaft und Philosophie von BodyTalk - Gesundheit bleibt Sache des Körpers, 1. Auflage, PaRama LLC, Sarasota, Florida, USA.

Veltheim, John; Muiznieks, Sylvia (2005): BodyTalk Access_tm Begleit-broschüre, 2. Auflage. PaRama LLC, Sarasota, Florida, USA.

Werner, Dr. med. Günther; Nelles, Michaele (1994): Rückenschule - Aktiv gegen Verspannung und Schmerz, GU Ratgeber Gesundheit, Gräfe und Un-zer.

Worsley, J.R., (2011): Was ist Akupunktur - Gesundheit für den ganzen Men-schen, 5. Auflage, Ryvellus bei Neue Erde GmbH, Saarbrücken.

Zimmermann, Stefanie, Wormer, Dr. med. Eberhard J. (2008), Rücken-schule - Aktiv gegen Verspannung und Schmerzen in Dr. med. Eberhard J. Wormer, München und Prof. Dr. med. Dr. med. habil. Johann A. Bauer, (ZG)/Schweiz (Hrsg.), Lingen Verlag, Köln.

interne Fortbildungen durch meine damaligen Chefinnen Sabine Scholz und Simone Kirchhoff, Praxis für Ergotherapie Scholz & Kirchhoff, in der ich fast 9 Jahre gearbeitet habe.

Google- Informationen:

WHO, Plastizität des Gehirns, SOWI – Therapie, Hirnleistungstraining, Te-bonin Gedächtnistraining, Herrn Dr. med. Christian Sturm, BodyTalk, Visite-Sendungen auf N3, sonstige verlässliche Gesundheitsseiten und Pro-gramme.

Berufsbegleitende Fortbildungen extern:

Akupunktmassage (APM) nach Penzel (2018): Fortbildung A + B, Heyen.

Rothgangel, Andreas (2019): Spiegeltherapie – Mentales Training und Ima-gination, MFZ Hannover.

Stotten. Josef (2018): R.E.S.E.T. 1 + 2 – energetische Arbeit am Kieferge-lenk, MFZ Hannover und Leipzig.

Fachmesse mit Kongress für Therapie, Medizinische Rehabilitation und Prä-vention von 16. bis 18. März 2017.

- Christian Röhrs: Präventives und therapeutischen Training: Die Hüftschule.

- Ferdinand Bühring: Myofasziale Triggerpunkttherapie.

- Barbara von Zombat, Brigit Rauchfuß: Mittels neurokognitiver Rehabilitation nach Perfetti und handlungsorientierter Diagnostik und Therapie nach Kolster und Schnee zur teilhabeorientierten Rehabilitation.

- Benjamin Bahr: CMD-Kiefergelenkstherapie.

Veltheim, John: Muiznieks, Sylvia (2007): BodyTalk AccessTM Begleit-brüschüre, 2. Auflage, Sarasota, USA.

Wierk, Sonja; Harenburg-Dieterich, Ursula (2016): SOWI-Therapie - Richtlinien und Wegweiser, Bremerhaven.

ZIFF – Zentrum für integrative Förderung & Fortbildung (2014): Sensorische Integration 3 b Aufbaukurs, Essen.

ZIFF – Zentrum für integrative Förderung & Fortbildung (2013): Sensorische Integration 3 a Aufbaukurs, Essen.

ZIFF – Zentrum für integrative Förderung & Fortbildung (2013): Sensorische Integration 2 Grundlagen, Essen.

Interne und externe Fortbildungen und Qualifikationen während meiner Ausbildung zur Ergotherapeutin 2008 – 2011:

After-Work-Fortbildungen

- Berting-Hüneke, Christa (2008): Leben mit der Parkinson-Krankheit – Körperlichen, psychischen und kognitiven Problemen begegnen, Herman-Nohl-Schule, Hildesheim.

- Brylla, Dipl. Rel. Päd. Kurt (2009): Zur Bedeutung des Spiels für die gesunde körperliche und seelische Entwicklung des Kindes, Herman-Nohl-Schule, Hildesheim.

- Eink, Prof. Dr. Michael (2009): Deeskalation von Gewalt, Herman-Nohl-Schule, Hildesheim.

- Flotho, Wiebke (2009): Das AMPS – ein voll standardisiertes Messinstrument der Ergotherapie, Herman-Nohl-Schule, Hildesheim.

- Steding-Albrecht, Ute (2009): Inklusion statt Integration, Herman-Nohl-Schule, Hildesheim.

- Winter, Britta (2008): Ergotherapie bei ADHS, Herman-Nohl-Schule, Hildesheim.

Ausbildungsbegleitende Zusatzqualifikation

- Flotho, Wiebke (2010): „CMOP-E, CMCE und CPPF" – Was bietet uns die neue Modell-Triplette? HAWK Hildesheim.

- Minkwitz, Kirsten (2009): „Kognitiv therapeutische Übungen nach Perfetti" – Vertiefungsseminar zu therapeutischen Behandlungsverfahren in der Neurologie, Herman-Nohl-Schule, Hildesheim.

- Reick, Heike (2009): GSK – Gruppentraining sozialer Kompetenzen, Herman-Nohl-Schule, Hildesheim.

- Röhl, Karin (2009): Das Konzept der Sensorischen Integration – Wahrnehmungsentwicklung, Wahrnehmungsstörungen, Springe/Gestorf.

- Stubner, Birgit Maria (2010): Vom Wissen in den Fingerspitzen – Clinical Reasoning, Herman-Nohl-Schule, Hildesheim.

vhsConcept Landesverband der Volkshochschulten Niedersachsen e.V. (2007-2008): Pädagogische Mitarbeiterin an Grundschulen (VHS), Hildesheim incl. Teilnahme an 45 Unterrichts- und 10 Betreuungsstunden an einer Grundschule.